Régine SAINT-ARNAULD

LE FENG SHUI SANTÉ

•MARABOUT•

Du même auteur chez Marabout :

— L'abc du Zodiaque
— Le guide du Feng Shui
— Le pouvoir magique

SOMMAIRE

Préface

« Existe-t-il pour l'homme un bien plus précieux que la santé ? »
Socrate

En s'intéressant à son environnement, en recherchant l'harmonie, en appliquant quelques règles de bon sens, nous pouvons tous parvenir à vaincre l'anxiété, l'insécurité, la colère, le découragement ainsi que tous les maux qui troublent notre fonctionnement biologique et notre sérénité… Et le Feng Shui nous aide à retrouver notre bonheur intérieur, à éloigner ou à transformer nos souffrances, à être ainsi capables de surmonter tous les obstacles de l'existence.

Il existe un grand nombre d'écoles de pensée et de techniques thérapeutiques qui se préoccupent de la racine des maladies et qui expliquent que la cause première de la plupart d'entre elles est liée au mal-être. En effet, l'homme n'est pas isolé de ce qui l'entoure ; il subit les influences de son environnement qui, parfois, peuvent être néfastes. Sa santé en dépend ! Les Orientaux se sont toujours préoccupés du rapport existant entre l'habitat et la santé psychosomatique de l'homme. Le Feng Shui l'exprime également… et y remédie !

Nous n'avons, bien sûr, plus besoin de le démontrer : le lien entre le psychique et le physique existe vraiment ! Les expressions populaires telles que « J'en ai plein le dos ; à chaque fois que je le vois, celui-là, ça me démange quelque part ; je ne peux pas le sentir, il me file des boutons » en sont un témoignage parfait.

Nous sommes responsables de ce qui nous arrive et reprendre les commandes de notre santé, c'est devenir conscient que nous pouvons changer le cours des choses… si nous le voulons.

Première partie

Le Feng Shui, principes essentiels

Le Ch'i,
voie du bien-être

Une bonne énergie

Une maison est vivante lorsqu'elle resplendit de chaleur et d'harmonie. On dit alors que le Ch'i, en son intérieur, circule merveilleusement bien. Le Ch'i, c'est cette fameuse énergie environnante qui est notre source vitale, et qui, une fois obtenue, ne doit surtout pas stagner ! Seule la mobilité des vibrations positives développe une excellente énergie. Pour rester vivant, le Ch'i doit pouvoir circuler librement !

Une belle analogie

Une bonne respiration, chez l'être humain, est la clé d'une bonne santé. Celui qui respire mal aura le teint gris, la poitrine enfoncée, l'air malheureux et angoissé, et tous les problèmes rencontrés lui sembleront insurmontables. Celui qui respire bien aura la peau souple, le visage détendu et souriant, il se tiendra droit et maîtrisera parfaitement tous les événements de son existence.

Pareillement à une bonne respiration, une parfaite circulation d'énergie dans une maison est facteur d'épanouissement et de bonheur pour tous ses habitants.

Dans le corps humain, le Ch'i, c'est l'équilibre des énergies yin et yang qui permet de rester en bonne santé. Lorsque l'une de ces deux forces vient à défaillir, l'équilibre est rompu ; la santé est alors compromise. Par exemple, la pratique régulière du yoga évitera la rupture de ces deux courants et permettra de communiquer correctement avec les énergies cosmiques.

Dans une habitation, le Ch'i, c'est encore l'équilibre des énergies yin et yang qui procure joie et santé à ses occupants. Lorsque l'une de ces deux forces est défaillante, l'infortune s'abat sur le destin des résidants, touchant leur vie sociale ou privée, ainsi que leur santé.

Le chemin du bien-être

Favoriser l'apparition du Ch'i, se soucier de sa qualité, prendre soin de sa circulation, c'est faire un premier pas vers la félicité...

Mais le Ch'i se développe aussi tout naturellement autour d'un cours d'eau sinuant dans une campagne verdoyante, autour d'une farandole enfantine, lors d'un intense moment d'amour, grâce à un magique instant d'émerveillement ou de contemplation, grâce au rire ou à une bonne respiration.

Trouver l'harmonie dès le petit matin à son chevet, c'est déjà évoluer dans un environnement Feng Shui, puis, à la maison, au jardin ou au bureau, il suffit de savoir entretenir les bonnes énergies, de les laisser circuler, pour favoriser les moments heureux, lâcher prise avec les embrouilles en tout genre, et jouir des bienfaits que la vie ou que nos proches peuvent nous apporter, entre autres.

Un résultat

Celui ou celle qui pratique l'art du Feng Shui découvrira les innombrables bienfaits véhiculés par les énergies cosmiques lorsque celles-ci sont en harmonie, et plus encore, plongera dans un bien-être quotidien lui permettant de s'accomplir sous de bons auspices, avec calme, dynamisme et désir d'entreprendre. Sa santé sera bonne.

Une période difficile sera toujours plus confortable à traverser et plus facile à surmonter en pratiquant l'art du

Feng Shui. Et ce, quel que soit le domaine affecté : privé, professionnel, financier et même celui touchant à la santé !

Le Sha, souffle de disharmonie

« Comment n'aurait-on pas le bonheur
dès l'instant qu'on a la sérénité ? »
Proverbe chinois

Une mauvaise énergie

Ah qu'il est bon de faire son ménage en soulevant la poussière emmagasinée dans les petits coins ! Balai à la main, on a l'impression de chasser le nuisible ou le malsain pour retrouver un milieu sain. La voie du désordre s'ouvre naturellement à l'ordre, à la netteté, au renouveau, à la transparence...

Hélas, là où se laissent emprisonner les moutons de poussière qui tourbillonnent au moindre appel d'air, stagnent les vibrations à effet négatif que l'on appelle le Sha. Il est certain qu'avec un simple plumeau, vous ferez place nette : la poussière sera certes chassée, mais le Sha restera !

Grâce au Feng Shui, vous apprendrez à déloger les mauvaises énergies, autrement qu'avec un chiffon et un balai, simplement en plaçant au bon endroit des objets décoratifs, des touches de couleur, une plante, voire un petit miroir...

La cause du malheur

Lorsque quelque chose de néfaste nous touche personnellement, lorsque notre santé est inquiétée, lorsque des disputes naissent au sein d'une famille, lorsque notre vie professionnelle nous pose problème, lorsqu'une ruine financière nous menace, c'est que le Sha nous trame ses mauvais effets.

Alors que le Ch'i est source de lumière, le Sha est le principe des ténèbres. Le Sha n'est rien d'autre qu'un mauvais Ch'i ! En le purifiant, il est possible d'échapper aux mauvais effets qu'il peut engendrer.

Le pratiquant du Feng Shui s'inquiétera si un déséquilibre intervient dans sa vie. Il devra alors immédiatement considérer que le Ch'i s'est transformé en Sha et que celui-ci lui prépare une vilaine farce. L'adepte du Feng Shui se mettra illico à la recherche de ce qui est nouveau au sein de son environnement. Serait-ce le déplacement d'un objet, un nouveau meuble mal placé, une plante qui se détériore, un bol ébréché qui n'a pas été jeté, une mauvaise ombre portée inhabituelle, etc. ? Une recherche minutieuse devra alors être faite pour transformer la mauvaise énergie installée afin d'éliminer le malheur déstabilisateur.

Le Sha et ses cachettes

Le Sha se terre là où la lumière n'arrive pas,
là où personne ne va,
là où stagne l'humidité,
dans un endroit peu aéré,
autour d'une plante qui meurt,
sous un lit,
sous un évier,
autour d'une poubelle pleine,
dans les coins sombres,
dans un débarras,
etc.

N'attendez pas qu'il arrive malheur pour inspecter tous les recoins de votre demeure ; honorez les bons principes du Feng Shui vous enseignant également à avoir et à ouvrir le « bon œil » !

La magie du Pa Kua

En général…

Le désir est la base de tous les buts de l'humain : désir de respirer pour éviter la mort, désir de se détacher de tout pour se retirer du monde… Toute action est donc précédée du désir ! On ne cueille pas un fruit pour le simple plaisir de la cueillette ; le but final est bien de le manger. Or, celui qui souhaite concrètement la prospérité matérielle, l'amour ou la santé, est incité à agir pour l'obtenir. De là est née la magie.

A l'Orient

Les Chinois pratiquent le Feng Shui. Autre moyen d'accéder à leurs volontés. Autre genre de magie qui ne nécessite aucun rite, aucun culte, aucun battement de tambour, aucune transe… mais qui réclame quelques amulettes ou statuettes, voire objets fétiches, un véritable bon sens et surtout une recherche permanente de l'équilibre pour trouver l'harmonie.

Un vrai talisman

Se référant aux propriétés du carré magique, les Anciens utilisaient le pouvoir des nombres pour calculer les dates favorables afin de réaliser avantageusement leurs objectifs, et, conjugué aux vertus de la boussole chinoise qui définit au plus juste l'emplacement des énergies positives, ils définissaient l'endroit idéal pour bâtir leur demeure, pour implanter leur commerce, etc. Ainsi naquit le Pa Kua.

4	9	2
3	5	7
8	1	6

Le carré magique
Quel que soit le sens de lecture choisi, la somme des chiffres fait toujours 15 !

Un symbole de référence

Le Pa Kua fonctionne un peu comme une rose des vents, avec la particularité que les Chinois placent le Nord en bas. Il contient huit symboles associés aux huit directions, symboles piliers du *Livre des Mutations* ou *Yi King*.

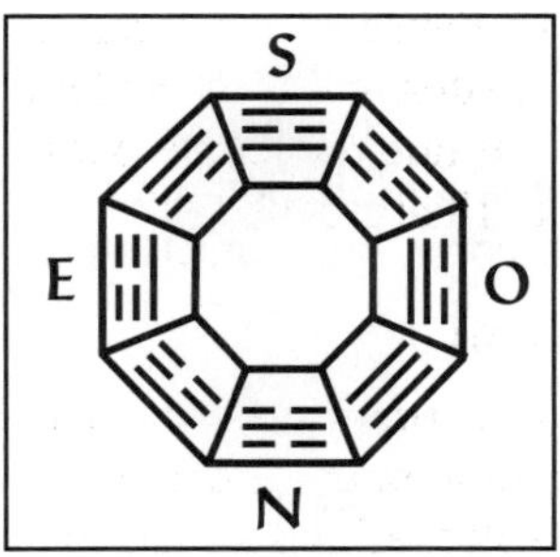

Le Pa Kua

Les huit trigrammes

Ces traits pleins — et brisés – – regroupés par trois, composent huit trigrammes et représentent les forces de la nature, les saisons et, dans des temps plus anciens, ils évoquaient l'organisation de l'Etat. Ils fournissaient aux Anciens leurs prévisions et donnaient réponse à leurs questions.

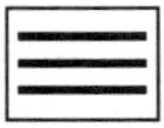

K'IEN – NORD-OUEST

K'ien évoque la force et la puissance ; il soutiendra l'arrivée d'aide et de bienfaiteurs, d'inspirateurs ou de conseillers. Il est le ciel. Son animal symbolique est le cheval ; K'ien favorise aussi les voyages.

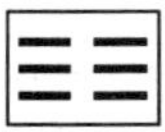

K'OUEN – SUD-OUEST

K'ouen donne un sens de fécondité, d'équilibre ; il est en rapport avec la lune, le veau et la vache. K'ouen favorisera les affaires de cœur, l'affection, le mariage et la vie conjugale.

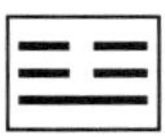

TCHEN – EST

Tchen évoque les organes de génération grâce auxquels la vie continue ; il représente ainsi la bonne santé et l'harmonie de la famille Son animal symbolique est le dragon. Dans le corps humain, il est en correspondance avec les pieds.

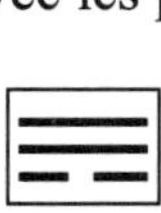

SOUEN - SUD-EST

Souen représente l'élévation, le goût du gain et les bénéfices à venir… Il engendre la richesse et la prospérité. L'animal avec lequel il est en analogie est la poule. Dans le corps humain, il est en correspondance avec les organes génitaux féminins et les cuisses.

☵ K'AN - NORD

K'an est en rapport avec la lave du volcan qui brûle avant d'être un support fécond pour des vies naissantes et une nouvelle végétation. Il encourage et protège toutes les perspectives professionnelles. Dans le corps humain, il est en correspondance avec l'oreille et le sang. Maux d'oreilles et malaises cardiaques sont représentés par K'an.

☲ LI - SUD

Li, c'est aussi le soleil et la chaleur, l'accroissement et la force. Il soutient le succès social, la reconnaissance, les honneurs et la bonne réputation. Le yak est l'animal qui lui est associé. Dans le corps humain il est en correspondance avec l'œil.

☶ KEN - NORD-EST

Ken représente la permanence et la solidité. Il patronne tout ce qui concerne l'éducation, le savoir. L'animal qui lui est associé est le chien. Dans le corps humain, il est en correspondance avec le nez.

☱ Touei - OUEST

Touei évoque la justice, l'équilibre et la sérénité. Il protège la créativité et tout ce qui concerne les enfants. L'animal qui lui est associé est le mouton. Dans le corps humain : la bouche, la langue, la gorge.

L'agencement et le sens de ces trigrammes fournissent des indications vraiment importantes pour améliorer la vie de l'adepte du Feng Shui ; ils donnent une valeur symbolique aux huit directions de la boussole.

La localisation

Pour utiliser la grille du Pa Kua, il suffit de la superposer sur le schéma de toute surface que vous côtoyez ou utilisez fréquemment, par exemple : votre table de travail, votre coiffeuse, une commode, votre chambre, votre salon, votre bureau ou plus généralement votre maison.

Il est nécessaire de placer l'emplacement de la porte principale de votre pièce — ou de votre siège s'il s'agit d'un pupitre — sur la base de la grille, là où est indiqué, d'après le schéma ci-dessous : « Secteurs d'accès de la grille du Pa Kua ».

Repérez la situation du secteur que vous voulez réformer : face à vous en haut et à droite s'il s'agit de votre vie sentimentale ou tout de suite à votre gauche s'il s'agit de l'éducation de vos enfants, voire du stage que vous souhaitez réussir. Pour rétablir votre état de santé, par exemple, intervenez sur la surface au centre et à gauche de votre pièce ou de votre meuble.

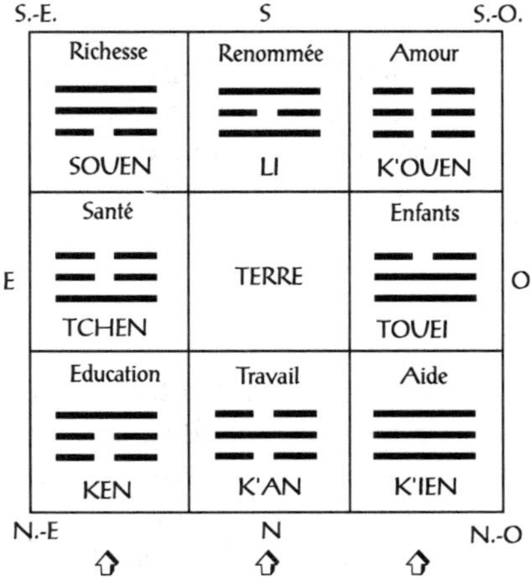

Secteur d'accès de la grille du Pakua

Rappel de la fonction des secteurs

- ❑ Richesses et prospérité, organes génitaux, cuisses, au sud-est, activez Souen.
- ❑ Renommée, prestige et vie sociale, œil, au sud, activez Li.
- ❑ Vie sentimentale et mariage, au sud-ouest, activez K'ouen.
- ❑ Santé et famille, pieds, à l'est, activez Tchen.
- ❑ Enfants et créativité, bouche, langue, gorge, à l'ouest, activez Touei.
- ❑ Education et savoir, nez, au nord-est, activez Ken.
- ❑ Vie professionnelle et occupations, oreilles, cœur, sang, au nord, activez K'an.
- ❑ Bienveillance, aides et voyages, au nord-ouest, activez K'ien.

La disposition de ces secteurs sur la surface que vous traiterez vous permettra de localiser le domaine de vie que vous voulez modifier afin de pouvoir l'activer ou le réveiller en l'intensifiant.

> Il est judicieux de stimuler les secteurs du Pa Kua – concernant le domaine que vous voulez modifier ou améliorer – qui se trouvent dans votre habitation, puisque les intensifier dans chaque pièce reviendra à activer plus intensément le thème choisi.

Du bon usage de Tchen

En règle générale, si vous rencontrez un problème dans votre vie affective, professionnelle ou autre, votre santé peut en pâtir. Une acidité dans vos rapports conjugaux peut vous créer des soucis gastriques, une difficulté à communiquer risque de vous faire souffrir de la gorge, trop de responsabilités peuvent engendrer des maux de dos, etc. Dans ce cas, il sera bon de vous interroger sur la source de votre malaise afin d'activer le secteur concernant le point de votre existence qui, notamment, vous affecte.

Toutefois, si vous êtes épanoui, si tout vous réussit, mais que votre santé faiblit, seul le secteur Tchen, au centre et à l'est, sera à stimuler.

Activer le secteur de sa santé, c'est aussi se donner plus d'atouts dans l'existence. Lorsque notre santé est bonne, nous pouvons faire du sport, travailler, voyager, courir, sauter, bref, jouir pleinement des plaisirs et des opportunités de la vie. Avec une bonne santé, nous pouvons, bien évidemment, nous confronter plus aisément aux aléas de la destinée.

Lorsque votre état général a besoin d'un petit coup de fouet, lorsque vous êtes en convalescence, lorsque vous devez vous faire opérer, passer un examen ou participer à une compétition sportive, stimulez Tchen, au centre et à l'est.

Intensifier un secteur, c'est très simplement ajouter une couleur fondamentale et efficace qui correspond aux vibrations de l'emplacement choisi, disposer un objet symbolique par sa forme (▯, ▭, △, etc.) , son concept ou son apparence.

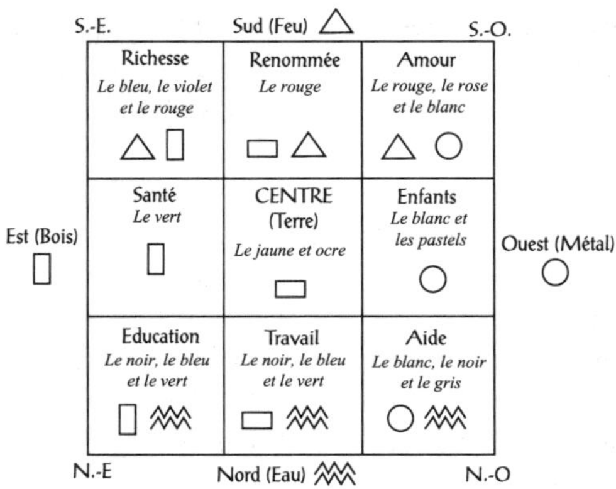

Correspondances couleurs et formes

Quelques équivalences

Au Bois, correspondent :

- **Les matières** : toutes choses faites en bois, en matières naturelles, comme un meuble, une corbeille en osier, etc., mais aussi des fleurs ou des plantes naturelles ou artificielles… le tissu peut être fleuri, un tapis en coco, une malle en rotin…
- **Les formes** : tous les objets hauts et rectangulaires comme le tronc d'un arbre, les rideaux ou papiers peints à rayures verticales…
- **Les couleurs** : les verts vifs ou passés.
- **Les apparences** : toute représentation évoquant la nature, la forêt, un paysage, un bouquet de fleurs, des fleurs en tissus…

Au Feu, correspondent :

- **Les matières** : les plastiques et les synthétiques.
- **Les formes** : les triangles à la pointe tournée vers le haut, les formes pointues ou pyramidales, les étoiles, les zigzags, les papiers peints et les imprimés avec ce genre de motifs…
- **Les couleurs** : les rouges et les oranges.
- **Les apparences** : les lumières, les bougies, des images représentant le soleil, le feu, des effigies du soleil, une lampe à huile, la statuette d'un dieu du soleil…

A la Terre, correspondent :

- **Les matières** : la céramique, la terre cuite, les pierres tendres.
- **Les formes** : rectangulaires horizontales comme la brique, les rayures horizontales, les damiers, les papiers peints et les imprimés avec ce genre de motifs…
- **Les couleurs** : les jaunes et les ocres.

- **Les apparences** : l'illustration d'un pays plat, de plaines, d'une construction de briques, une nature morte composée de pots de terre…

Au Métal, correspondent :

- **Les matières** : le métal, les pierres dures, les objets métalliques.
- **Les formes** : rondes, cylindriques, les cercles et arcs de cercle, les ovales, les papiers peints et les imprimés avec ce genre de motifs…
- **Les couleurs** : le blanc, l'argent, l'or et les pastels.
- **Les apparences** : tous les objets en métal, bijoux, bougeoirs, boîtes rondes, l'image de la Terre ou du système solaire, un globe terrestre, un paysage de neige…

A l'Eau, correspondent :

- **Les matières** : le verre, l'eau, le miroir.
- **Les formes** : les formes ondulées, irrégulières, les vagues, les nuages, les papiers peints et les imprimés avec ce genre de motifs…
- **Les couleurs** : le bleu, le noir.
- **Les apparences** : les effets de transparence, les paysages marins, la photo d'une cascade, d'un lac ou d'un cours d'eau, une scène aquatique, une marine, les aquariums, une fontaine…

Pour un renouveau

Intensifier un secteur ! Pour cela il suffit de choisir et de disposer dans la zone élue un objet qui corresponde de forme, de matière, d'aspect ou de signification symbolique à l'un des cinq éléments (feu, bois, métal, terre ou eau) en affinité avec ce secteur. Pour parfaire les formules du Feng Shui, vous découvrirez dans la troisième partie de cet ouvrage deux chapitres consacrés aux éléments et à leurs énergies combinées.

Les analogies

Les éléments, au nombre de cinq en Orient, possèdent des harmonies vibratoires en rapport avec le temps, l'espace et tout ce qui se trouve sur terre. Afin de vous familiariser avec les énergies du Feng Shui, reportez-vous au tableau ci-contre résumant l'essentiel des correspondances entre les éléments et les saisons, les nombres, les saveurs, les couleurs, les organes, les parties du corps, etc..

Une réalité

Activer le secteur Tchen, c'est mettre tous les membres de votre famille à l'abri des forces nuisibles. Toutefois, si vous constatez que vos enfants attrapent facilement des maladies contagieuses ou virales, si l'une des personnes de votre entourage est trop souvent hospitalisée, si un parent rétabli rechute, inspectez soigneusement votre maison afin de découvrir et rétablir les énergies déréglées.

Le Feng Shui ne met pas à l'abri des longues maladies, attention ! Chaque individu possède son capital santé dès sa naissance et, sans avoir la certitude que nous allons contracter telle maladie, nous pouvons savoir que nous y sommes prédisposés. Le Feng Shui ne peut hélas pas les éviter, c'est certain ; néanmoins, il peut les retarder ou les améliorer.

Cette technique est véritablement efficace et pratique dans son utilisation. Bien évidemment, les effets souhaités ne sont pas immédiats, mais dans les jours ou les mois qui suivent, une nette amélioration et même la concrétisation de vos espérances s'opèrent. Il est très rare qu'un pratiquant soit obligé d'attendre plus de 30 jours…

> Si aucune modification n'apparaît après avoir activé un secteur de la grille du Pa Kua, vous devrez revoir votre installation ; si les règles du Feng Shui et du Pa Kua ont bien été appliquées, examinez votre assurance de vouloir modifier vraiment le cours de votre existence.

ÉLÉMENT	BOIS	FEU	TERRE	MÉTAL	EAU
NOMBRE	le 3 et le 8	le 2 et le 7	le 5	le 4 et le 9	le 1 et le 6
TEMPS	vent	chaleur	humidité	sécheresse	froid
ODEUR	rance	brûlé	parfumé	âcre	putride
COULEUR	vert	rouge	jaune	blanc, métal	noir
SAVEUR	aigre	amer	doux	piquant	salé
SAISON	printemps	été	5e saison	automne	hiver
DIRECTION	est	sud	centre	ouest	nord
ÉNERGIE	jeune yang	vieux yang	équilibre	jeune yin	vieux yin
ORGANE	foie	cœur	rate	poumon	reins
ENTRAILLES	vésicule	intestin grêle	estomac	gros intestin	vessie
CORPS	muscles	vaisseaux	chair	peau	os
SENS	vue	toucher	goût	odorat	ouïe
SENTIMENT	colère	joie	amour	tristesse	peur
VERTU	savoir	ordre	sainteté	entente	gravité
NOTE DE MUSIQUE	do	la	mi	ré	sol
VÉGÉTAL	blé	riz	orge, millet	avoine	haricot, soja
ANIMAL	volaille, chien	mouton	bœuf	cheval	porc
PLANÈTE	Jupiter	Mars	Saturne	Vénus	Mercure
MÉTAL	étain	fer	plomb	or	mercure
JOYAU	turquoise	rubis	topaze	saphir	émeraude

Deuxième partie

La relation de l'univers à la santé

LA RELATION CORPS/ESPRIT

« Sourire trois fois tous les jours rend inutile tout médicament. »
Proverbe chinois

Faire le lien

Comment établir un lien entre nos maladies, nos accidents, et ce qui se joue à l'intérieur de nous ? Sans doute en élargissant notre champ de conscience et en acceptant que notre corps ne soit pas qu'une mécanique qui doit être parfaitement huilée. Lorsque nous analysons la kyrielle des expressions populaires françaises, comme :

- « en avoir plein le *dos* » (être assommé d'ennuis),
- « il m'a scié le *dos* », (il m'a importuné),
- « j'en ai eu la *voix* coupée » (être surpris au point de ne pas pouvoir riposter),
- « il me donne des *boutons* » (il m'irrite),
- « j'ai le *ventre* noué » (je suis préoccupé),
- « savoir ce que quelqu'un a dans le *ventre* » (savoir ce qu'il vaut ou ce qu'il pense),
- « je ne peux pas *l'avaler* – je ne peux pas le *digérer* – ça me reste sur *l'estomac* » (être interloqué, ahuri, stupéfait),
- « les *bras* m'en tombent » (être pétrifié, stupéfié)...

nous nous apercevons que les tracas qui nous sont causés ou que nous provoquons, agissent directement sur une partie ou une fonction de notre corps ainsi que de nos sens.

Eveiller la raison

Nous recherchons tous notre raison d'être, mais pourquoi ne devons-nous pas quérir pareillement la raison de notre mal-être ? Ce serait reprendre les commandes de notre vie, démarche essentielle pour un mieux-être ! Disparaîtraient alors le « hasard » et la « fatalité » de notre vocabulaire — en particulier médical — et nous serions nouvellement dotés d'un sublime enrichissement.

> « La médecine est une science des pannes, celles de l'organisme humain… Mais si le médecin est un dépanneur — rien de plus, rien de moins —, il est le dépanneur d'une machine dont il ne possède pas les plans. »
>
> Lucien Israël, *La Décision Médicale*

Dès que nous comprenons avoir la responsabilité de nos actes, de nous-mêmes et de tout ce qui nous arrive, nous franchissons les entraves qui bloquaient notre accès à la chance, au bien-être et au bonheur.

Lever le voile

Bien souvent, nous ne voulons pas voir en face la vérité qui nous dérange. Nous mettons un beau mouchoir sur notre conscience ! Cependant, le corps se rebelle, manifeste là où nous avons été attaqués ; il cherche à nous faire réagir. Et si nous avons accepté l'idée d'une relation fusionnelle entre le corps et l'esprit, nous nous devons de rechercher le sens des symptômes physiologiques.

> Comprendre pourquoi et comment notre corps s'exprime devient un super moyen de connaissance de nous-mêmes et de rectification possible afin d'éviter les traumatismes, les actes manqués, les maladies, les accidents, etc.

Un éclaircissement

Est-ce que, lorsque notre état de santé se dégrade, lorsque nous nous cassons un bras, nous foulons la cheville, nous nous punissons de ne pas pouvoir manifester notre douleur, notre colère, ou bien est-ce que nous refoulons nos émotions en somatisant pour démontrer, alarmer nos proches que nous sommes blessés jusque dans notre propre corps ? Plus au-delà encore, voulons-nous attirer « notre » attention ou celle des autres ?

Se casser un bras, c'est se rendre « impuissant à agir », se fouler une cheville, c'est « ne plus pouvoir avancer ». Des aphtes ou une angine rendent notre bouche douloureuse pour parler ou pour manger, un lumbago nous impose une raideur, une difficulté à changer de position (d'attitude relationnelle), des calculs rénaux cristallisent nos peurs ou nos croyances, etc.

Evidemment, le Feng Shui nous aide à travailler à la réparation du mal qu'inconsciemment nous nous faisons et à pouvoir donner un sens à ce qui nous arrive — c'est déjà franchir, passer le cap du soulagement puisque si la médecine nous soigne, nous sommes les seuls à pouvoir nous guérir !

LA RELATION À L'ENVIRONNEMENT

« Le Feng Shui est à l'environnement ce que l'acupuncture est au corps. »
Van Minh

Mal dans notre cadre de vie, nous cheminons mal dans notre peau. Et comme le dit un proverbe chinois : « Beaucoup de tristesse, c'est beaucoup de maladie ; plus on s'attriste, plus on devient malade. »

Le corps humain est une espèce d'antenne parabolique absorbant les énergies de l'univers avant de les restituer. L'homme n'est qu'un sujet coincé entre les forces cosmiques provenant d'en haut et les forces telluriques venant d'en bas, en équilibre ou en déséquilibre selon les vibrations. Plus le Ch'i de notre entourage est bienveillant, mieux nous nous portons, psychologiquement et physiquement.

Les Chinois possèdent une médecine multimillénaire basée sur une forme de pensée globalisante, si différente de celle des Occidentaux ! Un médecin chinois cherchera toujours à comprendre les différentes fonctions de l'esprit et du corps humain par rapport à son environnement. Le Feng Shui, lui, complète cette recherche : il nous conseille d'agir sur notre environnement afin de favoriser notre mieux-être.

La traduction somatique

« Les maladies que l'on cache sont les plus difficiles à soigner. »
Proverbe chinois

Un langage codé

Le corps a son langage et il est le seul, parfois, à oser dire encore les choses quand tout en nous s'est tu. Les MAUX remplacent les MOTS — ou le langage des bleus à l'âme — par la somatisation du corps.

La maladie — "mal a dit" — met en lumière, manifeste au grand jour notre souffrance cachée. Le corps reste notre signal d'alarme, le clignotant rouge qui s'allume pour prévenir la crise, la soupape de décompression et de sécurité...

Ces signaux d'alerte démontrent plus que jamais que la souffrance du corps est totalement en phase avec nous, elle révèle nos conflits non réglés, nos émotions non libérées, nos blessures non refermées, nos colères non apaisées, nos chagrins non guéris et tous nos problèmes non dépassés...

Du stress aux traumatismes physiques ou psychologiques, aux maladies physiologiques ou psychologiques jusqu'aux actes manqués, l'humain a différentes possibilités pour exprimer son mal-être.

Une définition

L'ensemble de la pathologie humaine possède une double appartenance au psychique et au somatique. De façon générale, on parle de somatisation lorsque des symptômes physiques (ex : douleur à la tête, à l'abdomen, au dos, aux articulations, à la poitrine, lors des menstruations, durant les rapports sexuels, symptômes gastro-intestinaux, etc.) ne peuvent être expliqués complètement par une affection médicale ou par les effets directs d'une substance et que l'on fait l'hypothèse que les causes de ces symptômes seraient plutôt psychologiques.

Il importe cependant de noter que toute maladie n'est pas forcément une somatisation, et la question doit se poser de savoir quels liens possibles existent réellement entre une pathologie donnée et la vie du sujet.

Un exemple

Un chercheur ramène l'ulcère gastrique à une dépendance orale inconsciente, au besoin d'être « nourri » et aimé passivement. Chez des sujets par ailleurs « normaux », ce besoin, loin d'être accepté, provoque, en fonction d'un idéal, une attitude de refus que concrétise une hyperactivité compensatoire. Celle-ci les met aux prises, dans des situations de compétition professionnelle, avec une agressivité qui provoque la crainte de représailles. Naît un sentiment de culpabilité les amenant à réagir passivement à l'agressivité, ce qui ramène au point de départ. Alors, un cercle vicieux se dessine, la passivité suscitant l'activité et l'activité la passivité, et le conflit qui se présente d'abord comme une simple alternative névrotique, comportant la possibilité de choisir l'un des termes en présence, voire l'éventualité de combiner l'un et l'autre dans une solution de compromis, finit par tourner en rond, se mordre la queue, devenir insoluble. L'impasse est cette impossibilité de trouver une issue, et cela prédispose à la somatisation.

Ecoute ce que ton mal te dit

Nous nous devons de nous mettre à écouter très attentivement, de porter une attention particulière au langage de notre corps, car il est notre allié et non notre ennemi.

La maladie n'est pas un mal à combattre, mais l'expression d'un conflit dans lequel il nous faut lâcher prise. Les maux qui sont les nôtres sont là pour nous éveiller à la conscience de ce que nous avons à dépasser pour nous libérer...

Notre corps exprime tous nos non-dits, il nous parle de nous, il nous tend la main... Respectons ce qu'il manifeste... mais agissons en conséquence pour l'apaiser, pour nous secourir.

> *« Nous ne sommes pas là pour guérir de notre maladie mais pour comprendre que notre maladie est là pour nous guérir. »*
> C. G. Jung

Un décalage

Attention, les maladies sont toujours décalées dans le temps par rapport à l'origine du trouble. Notre surdité intérieure – due à notre paresse et à notre incapacité à avoir une vision holistique des choses – nous empêche d'en prendre conscience avant l'expression aiguë de l'affection. Toutefois, les tensions sont porteuses de messages plus « directs » !

L'acte « réussi »

Au-delà du lapsus, le geste maladroit ou accidentel est pareillement censé exprimer notre pensée réelle. Cet acte, pseudo-manqué, atteint parfaitement son but lorsqu'il tente de communiquer à notre conscient, de manière codée, notre mécontentement, insatisfaction, tension intérieure ou mal-être.

Casser malencontreusement un objet et se couper ou sortir non couvert un jour de froidure et prendre froid ou, pire encore, par distraction, provoquer un accident de voiture… il s'agit alors de notre corps qui « hurle » pour se faire entendre et obtenir de nous un meilleur soin, une meilleure écoute de nous-mêmes en espérant notre réaction.

Le choc « chic »

Le traumatisme nous oblige résolument à un temps d'arrêt, l'agitation n'étant certes pas propice à la compréhension et au changement. Ici, le corps nous dit : « Arrête-toi et fais le point de ta situation : qu'est-ce qui ne va pas ? »

Le traumatisme ne se produit pas n'importe où. Une coupure au doigt, une blessure à la tête, une fracture du pied, nous fournissent, en plus, de belles indications pour comprendre ce qui se passe en nous.

La maladie « obligeante »

La maladie, semblablement au traumatisme et à l'acte manqué, nous contraint aussi à la pause. Ici, l'appel au secours n'est pas direct, il est sournois, diffus. Mais « l'attaque » se manifeste toutefois là aussi où nous avons besoin de déchiffrer ce qui se joue en nous.

Un malade devra prendre plus que jamais conscience de ses non-dits, de ses antagonismes non réglés, de ses plaies non cicatrisées, de ses émotions emprisonnées, de ses rages retenues et de tous ses problèmes non dépassés afin de développer – une fois soigné – son immunité intérieure. Sinon, il s'affaiblira davantage et s'exposera de plus en plus aux maladies…

Pour un parfait équilibre, la personne affectée par une maladie, un traumatisme ou un acte manqué, doit non seulement stimuler le secteur de la santé, mais aussi chercher à comprendre l'origine de son mal afin de doper pareillement le secteur correspondant lui faisant défaut (amour, travail, etc.) !

Les énergies Yin et Yang

« L'Univers, c'est l'oscillation des deux énergies Yin et Yang et leurs vicissitudes. »
Principe général

Deux énergies

De toute la philosophie chinoise, et de surcroît celle du Feng Shui, c'est sans doute le principe du yin et du yang qui est le plus familier à l'esprit occidental. Il figure d'une part les forces de la nature, d'autre part l'ordre cosmique. La représentation graphique du principe yin-yang figure les deux grandes forces de l'univers : clair-obscur, négatif-positif, mâle-femelle, dans une égalité et un équilibre parfaits. On distingue un point noir dans la partie blanche, et un point blanc dans la partie noire. Ce n'est nullement un hasard. Au contraire, c'est un détail vital du symbolisme qui rappelle que tout élément mâle comporte nécessairement un principe femelle et que tout élément femelle comporte nécessairement un principe mâle.

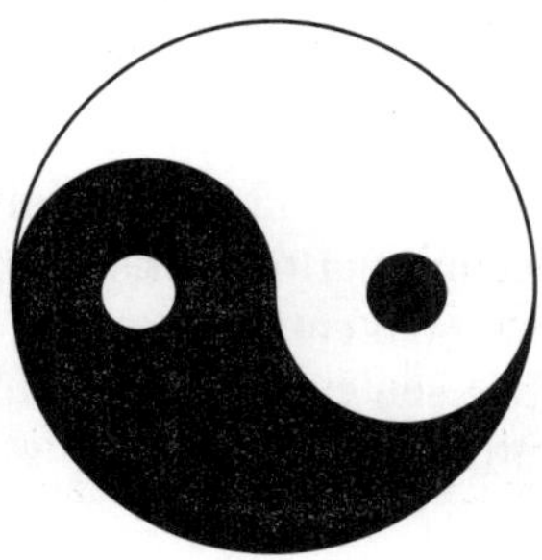

Représentation du Yin et du Yang

Les forces yin et yang sont totalement interdépendantes. Elles ne peuvent exister l'une sans l'autre, elles se complètent mutuellement. Les forces opposées ne sont pas autre chose que des aspects d'une seule et même réalité ; elles sont un facteur de multiplication mais aussi de réunion. L'équilibre dans lequel elles se tiennent provient de l'harmonie de leur interaction et non pas d'une lutte.

L'action

Le yin et le yang ne sont ni des matières ni des entités ; ils représentent un principe inhérent à l'ensemble du monde. L'action de ces deux forces règle tout entière la vie de l'homme, ainsi que celle du règne animal et végétal. Elle pénètre tous les plans de l'existence; elle est présente partout dans l'immensité de l'univers, mais aussi dans notre intimité.

La sagesse

Le sage oriental est l'exemple parfait de l'équilibre des forces yin et yang. « Immobile, il communie au mode yin, agissant, il communie au mode yang. » En lui, esprit et cœur, intellect et sentiments, intelligence et instincts s'équilibrent. N'étant ni négatif ni positif, il se tient dans l'invariable milieu, l'axe central.

Le yin et le yang constituent les modes inséparables de la passivité et de l'activité qui sans cesse se suscitent l'un l'autre. Ils sont les pôles de la force créatrice primordiale qui, à travers eux, agit partout dans l'univers manifesté, provoquant ses changements incessants. Mais ces forces ne représentent pas seulement la dualité immanente au monde, elles figurent aussi l'accomplissement et l'intégralité.

Le regard juste

Quand on envisage les forces yin et yang en termes de lumière et de ténèbres, il faut se garder de leur accorder le sens occidental de « bien » et de « mal » et, par là, de vouloir retenir l'un et rejeter l'autre. Car, « vouloir le bien sans le mal, la raison sans le tort, l'ordre sans le désordre, c'est montrer qu'on ne comprend rien aux lois de l'univers, c'est imaginer un ciel sans terre, un yang sans yin, le positif sans le négatif... ».

Dire qu'une chose est bonne ou mauvaise simplement parce qu'elle est ainsi à nos yeux, revient à dire qu'il n'est rien qui ne soit pas bon ni rien qui ne soit pas mauvais. A la lueur de ces vues, on s'aperçoit combien profond est le déséquilibre dont souffre le mode de pensée occidental qui s'emploie à éliminer l'un pour ne conserver que l'autre. L'appropriation entre les circonstances et le comportement est un facteur à ne pas négliger dans ce monde où tout est soumis aux règles de la relativité. Ce qui est bon pour l'un est parfois franchement mauvais pour l'autre.

La loi universelle du changement par l'interaction du yin et du yang entraîne avec elle celle de la réversibilité. Un bien peut devenir un mal et un mal un bien. Chaque élément croît jusqu'à son apogée puis décline, révélant au fur et à mesure son opposé. Il n'y a rien qui soit absolu dans le monde phénoménal.

> « Un état de choses parvenu à son point ultime se transforme. »
> Proverbe chinois.

L'implication

L'homme est responsable de la plupart des maux qui l'accablent. C'est pourquoi, lui seul peut s'en guérir. Certaines calamités, dont il prétend à la légère qu'elles sont « naturelles », entendant par là qu'il abdique toute espèce de responsabilité à leur égard, le deviendront au plein sens du terme quand il aura réalisé leurs causes véritables.

La traduction physique de la responsabilité de l'humain sur son état de santé n'est donc plus à démontrer. Toutefois, quelques éclaircissements s'imposent encore afin de mieux intégrer la qualité de l'énergie que nous mettons à la disposition de notre inconscient pour qu'il nous appelle au secours.

Le *traumatisme* ressort d'un principe yang puisqu'il atteint les parties visibles de notre corps (bras, tête, etc.). L'expression est active, rapide. Elle appelle un changement immédiat. Le caractère actif du traumatisme est encore démontré par l'action personnelle des cellules traumatisées qui travaillent à leur propre cicatrisation.

La *maladie* ressort d'un principe yin puisqu'elle atteint les parties internes de notre corps (organiques ou psychologiques). L'expression est passive puisqu'elle est subie comme une fuite, une défaite. Le corps « tombe » en panne comme un constat d'échec, une incapacité à comprendre, à admettre ou à faire face aux difficultés que le conscient rencontre. Le caractère passif de la maladie est encore démontré par l'attente de l'aide extérieure des éléments du système immunitaire qui travaillent au rétablissement de la partie malade.

L'association

Chaque partie du corps humain détient une vibration yin ou yang à ne pas confondre avec l'énergie du méridien qui n'est qu'un trajet corporel emprunté par le sang et l'énergie, relié à un organe, aux entrailles, à une fonction, etc.

La médecine traditionnelle chinoise distingue parmi les viscères deux catégories : les organes YIN et les entrailles YANG. Ces organes et ces entrailles sont couplés dans une relation yin/yang et leurs fonctionnements ne peuvent s'envisager séparément. Les associations sont les suivantes :

➪ Foie (yin) / Vésicule biliaire (yang)
➪ Cœur (yin) / Intestin grêle (yang)
➪ Rate (yin) / Estomac (yang)
➪ Poumons (yin) / Gros intestin (yang)
➪ Reins (yin) / Vessie (yang)

Les organes yin sont des viscères pleins, les entrailles yang sont des viscères creux sujets à des alternances vide/plein : par exemple, l'estomac se remplit puis se vide, les intestins se remplissent puis se vident.

Avec le yin et le yang, les cinq éléments sont les fondements de la théorie énergétique. Ci-dessous, leurs associations.

L'énergie Yin :

➪ l'élément Métal, en correspondance avec l'odorat, le poumon, le gros intestin et la peau,

➪ l'élément Eau, en correspondance avec l'ouie, les reins, la vessie et les os.

L'énergie Yang :

➪ l'élément Bois, en correspondance avec la vue, le foie, la vésicule et les muscles.

➪ l'élément Feu, en correspondance avec le toucher, le cœur, l'intestin grêle et les vaisseaux.

L'énergie neutre :

➪ l'élément Terre, en correspondance avec le goût, la rate, l'estomac et la chair.

« Votre corps est une parcelle de matière que le Ciel et la Terre vous ont confiée. Votre vie n'est pas à vous : c'est une partie de l'harmonie cosmique que la Terre et le Ciel vous ont confiée. »

Lie Zi

Le yoga, comment, pourquoi ?

« Si on cesse de se prendre la tête et qu'on se laisse porter par son influx positif, façon zen, des solutions apparaissent. »
Bridget Jones, L'âge de raison. Helen Fielding

Un début

Les origines du yoga se perdent dans la nuit des temps. On trouve trace du yoga dans les textes védiques, les écrits les plus anciens de la civilisation indienne, vieux de plusieurs milliers d'années. Selon Mircea Éliade, le yoga serait une sorte de fossile vivant, survivance d'une forme archaïque d'expérience mystique disparue partout ailleurs. D'origine aborigène, le yoga a conquis au fil du temps toute la civilisation tout d'abord indienne, puis les différentes philosophies et systèmes religieux qui s'y sont développés, Brahmanisme, Hindouisme, Bouddhisme, Tantrisme. Progressivement, le yoga des origines s'est enrichi, coloré de ces nouveaux cadres théoriques.

Les mouvements non violents comme ceux du pasteur Martin Luther King, à la suite de Gandhi, ont été préparatoires à l'éveil du yoga en Occident. De plus, faisant partie du « mantra-yoga », la méditation transcendantale a été mise à la mode par Maharishi Mahesh Yogi, guru des Beatles, et a suscité un vif intérêt aux Etats-Unis et en Angleterre. Et à un moindre degré en France…

Un bon point pour la santé

Donc, bien après avoir conquis l'Orient, le yoga a conquis l'Occident, sans bruit et en moins d'un siècle.

Aujourd'hui il y jouit d'une grande popularité, principalement en raison des bienfaits que sa pratique procure. Sur le plan de la santé, son action régulatrice sur les grandes fonctions de l'organisme (cardio-vasculaire, circulatoire, digestive, glandulaire, sexuelle), lui a ouvert les portes de nombreux hôpitaux et centres de soins en Europe et aux Etats-Unis. Il est également prisé pour son efficacité dans le contrôle du stress et pour tout ce qui touche à la sphère psychosomatique. Son action relaxante apportant calme et sérénité est unanimement reconnue.

Une non-médecine

Il ne faudrait pas considérer le yoga comme une médecine qui répare, comme notre médecine qui peut changer un rein pour réparer ou qui prescrit un régime au diabétique afin de lui éviter des troubles secondaires. D'après la théorie du yoga, les potentialités individuelles de chacun d'entre nous sont développées à leur maximum, tout comme les applications du Feng Shui sur l'environnement, avec ses conséquences bienfaisantes opérant sur l'être humain ! Cependant, la substance du yoga demeure les exercices respiratoires et posturaux.

Il existe différentes méthodes en rapport avec les différents tempéraments humains et selon les besoins de chacun : *Radja Yoga, Hatha Yoga, Kundalini Yoga,* etc.

> Le yoga prend en considération plusieurs domaines vitaux et génère la santé. Il faut comprendre cette discipline comme une sorte de dynamisme qui va d'un moins être vers un plus être, d'un état de moindre santé à un état de meilleure santé. Aujourd'hui, l'action bénéfique du yoga sur la santé constitue l'attrait principal pour de nombreux pratiquants.

Yoga, Feng Shui et physiologie

Dans le yoga, la conception de la physiologie humaine est tout à fait différente de la façon dont on conçoit l'organisme humain en Occident. A l'approche concernant les structures et le fonctionnement du corps physique, s'ajoutent toute une anatomie et une physiologie subtiles. Pour le yogi, l'être humain est avant tout constitué d'énergie vitale.

Cette force vitale ou *Prâna* est l'énergie subtile universelle qui est à l'origine de toute vie. Et ce « Ch'i humain » est similaire à celui qui se meut dans notre alentour. Chez l'être humain, le *Prâna* circule dans le corps physique ; l'organisme de toute créature se maintient en vie aussi longtemps que le *Prâna* y circule et le vitalise. Dans notre environnement, le Ch'i circule à l'intérieur ou à l'extérieur de la terre ; il doit être saisi et utilisé positivement pour qu'il nous vitalise et nous fasse jouir des avantages qu'il peut offrir dans tous les domaines de notre vie.

Grâce au yoga, l'homme devient une véritable antenne qui, au moyen du Feng Shui, pourra discerner le lieu idéal, c'est-à-dire celui où il se sent le mieux, afin que se produise l'alchimie procurant la félicité…

Les points récepteurs

Le *Prâna* circule dans les différents corps par l'intermédiaire d'un fin réseau de canaux énergétiques, appelés *nadis*. Les *nadis* aboutissent à des centres énergétiques qui ont une fonction de régulation et de transformation du *Prâna*. Ces centres situés le long de la colonne vertébrale sont appelés « chakras ».

Les *chakras* sont en quelque sorte, au corps, ce que les secteurs du Pa Kua sont à l'habitation, à l'environnement.

On dénombre *7 chakras* du bas vers le haut de la colonne vertébrale :

- ❑ Mûlâdhâra *(1er chakra)* : situé à la pointe du sacrum, il régit les instincts les plus profonds, l'aspect animal en l'homme et tout ce qui est lié à la survie immédiate.
- ❑ Svâdhisthâna *(2e chakra)* : situé à la base des organes génitaux, il régit l'instinct sexuel pour la survie de l'espèce.
- ❑ Manipûra *(3e chakra)* : situé à 2 centimètres sous le nombril, il régit tout ce qui concerne la conscience du moi, les forces d'affirmation de l'individu, l'ego. C'est le centre vital de l'homme.
- ❑ Anâhata *(4e chakra)* : situé dans la région du cœur, c'est le centre de l'énergie d'amour qui pousse l'être humain à aimer son prochain.
- ❑ Visuddha *(5e chakra)* : situé dans la région de la gorge, il régit l'intellect, la connaissance des choses et des êtres, les facultés créatrices.
- ❑ Ajnâ *(6e chakra)* : situé entre les deux yeux à la racine du nez, on l'appelle aussi le 3e œil. C'est le centre du mental supérieur, il régit l'intuition. Il est aussi associé aux états de conscience paranormaux (clairvoyance, télépathie).
- ❑ Sahasrâra *(7e chakra)* : situé au sommet du crâne, il régit l'état de conscience le plus élevé que l'homme puisse atteindre.

La tâche de tout pratiquant de yoga va être de débloquer l'énergie des forces inconscientes enfermées en nous et de la transmuter, la raffiner pour la faire monter vers les centres de conscience.

Les médecines douces

« Dieu n'est pas compatible avec les machines, la médecine scientifique et le bonheur universel. »
Le Meilleur des Mondes. Aldous Huxley

Les médecines douces et l'Europe

En mai 1997, le Parlement européen adopte une Résolution pour un statut des médecines non conventionnelles. Constatant qu'une fraction importante de la population européenne a recours à ces médecines et que des législations les concernant existent déjà dans différents pays européens, le Parlement européen se prononce alors en faveur du pluralisme thérapeutique. Cette résolution demande la mise en place d'un processus de reconnaissance des médecines non conventionnelles, en donnant la priorité à huit disciplines : chiropractie, homéopathie, médecine anthroposophique, médecine chinoise (incluant l'acupuncture), naturothérapie, phytothérapie, ostéopathie, shiatsu. Elle prévoit l'organisation d'études, de recherches, ainsi qu'une réglementation adaptée pour les produits pharmaceutiques et d'herboristerie.

De nombreux pays européens possèdent déjà une législation favorable à l'exercice de ces médecines : Danemark, Suède, Finlande, Pays-Bas, Irlande, Allemagne, Royaume-Uni, Belgique, etc.

« En médecine, la mode change aussi souvent qu'en haute couture. Le médicament miracle d'aujourd'hui sera le poison mortel de demain. » Groucho Marx

A en croire une enquête réalisée en 1995, plus d'un Français sur deux a expérimenté les médecines parallèles : 42% en homéopathie, 26% en acupuncture et 14% en ostéopathie. Et aujourd'hui, elles font même leur apparition en milieu hospitalier…

Les thérapeutes peuvent toujours parler de traitements « alternatifs », « parallèles » ou « complémentaires » les Français ont décidé : ils les appellent « médecines douces ». Douces, naturelles, pures en quelque sorte…

L'ACUPUNCTURE ET LE TAO

5000 ans de médecine chinoise

D'origine chinoise, cette médecine est vraiment ancienne : le premier traité théorique remonterait à 2500 ans avant J.C. Elle est introduite en Europe au XVIIe siècle, par des missionnaires français, qui lui donnent son nom. La Société française d'acupuncture est fondée en 1945. Son principe : dans le cadre de la doctrine du Tao, dualité Yin/Yang, l'acupuncture s'intéresse aux flux d'énergie qui traversent le corps de l'homme au niveau de méridiens et qui se manifestent au niveau de points (il y en aurait près de 800 répertoriés). Les maladies se traduiraient par le déséquilibre de ces énergies, que l'on corrige par l'intermédiaire de ces mêmes points, stimulés par la pose d'aiguilles en or, en argent ou en acier.

A la recherche de l'harmonie

Huang Di, l'un des huit fondateurs de la Chine, élabora et mit en place les principes de la médecine et les principes des mouvements de vie de l'individu, symbolique, spirituel, psychique, somatique... Il envisagea toutes les potentialités de la nature profonde de l'homme et les possibilités de son dérèglement, puis mit au point les lois de transformation des énergies de l'Homme, du Ciel et de la Terre, afin que puisse être rétabli l'équilibre naturel qui régit l'harmonie, la bonne santé, le juste équilibre. Cet équilibre, dynamique, est le résultat d'un échange entre les milieux extérieur et intérieur de l'homme.

Quand l'harmonie se perd

Lorsque l'harmonie se perd, un déséquilibre s'installe, plus ou moins important, générant des réactions avec les différents éléments constitutifs de l'individu, et déterminant les conditions de la maladie. Celle-ci découle secondairement de la dysharmonie ou de la rupture de communication entre l'homme et la nature, l'homme et les énergies qui l'environnent. L'homme en tant que microcosme n'est plus en résonance avec le monde, qui est le macrocosme. Au début, la perturbation est peu visible, parce qu'elle est d'abord énergétique, mais bientôt s'installe une gêne fonctionnelle qui peut évoluer vers une atteinte lésionnelle.

Le dynamisme

La vitalité est l'expression de la qualité de la vie. Dans la médecine et la culture chinoises, l'une des approches de la vitalité se fait selon trois grands principes :

- ➪ le Yin et le Yang,
- ➪ les Cinq agents : 5 mouvements, 5 éléments,
- ➪ et le Ch'i.

Une échelle de valeurs

En Chine, il existe trois catégories de médecins :

- ➪ les inférieurs qui traitent quand une maladie est pratiquement terminée,
- ➪ les médecins moyens qui soignent une maladie en évolution, quelle qu'elle soit ;
- ➪ les médecins supérieurs qui préviennent un déséquilibre, empêchant que se développe une maladie. Leurs actions sont, en conséquence, surtout préventives.

Leurs appointements étaient distribués selon leur degré de compétence et se répartissaient en quatre groupes. Le premier groupe était constitué par ceux ayant obtenu 10 guérisons sur 10, le second 9 guérisons sur 10, le troisième 7 à 8 sur 10, le quatrième 6 guérisons sur 10. Ce calcul s'opérait tous les ans en fin d'année. La petite histoire ajoute que les praticiens ayant réussi moins de 5 guérisons sur 10 avaient la tête tranchée !

Réponse d'une médecine énergétique

Tous, sans exception, nous souhaitons être en excellente forme ! En faisant de l'exercice, en surveillant notre alimentation et en cultivant des relations harmonieuses, nous pensons faire le maximum… Mais, hélas, un jour, la maladie surgit. On ne sait pas pourquoi. Avons-nous omis de faire quelque chose malgré notre attention minutieuse à suivre toutes les recommandations des professionnels de la santé, ainsi que les conseils d'hygiène de vie que nous piochions toujours à droite, à gauche ? Qu'est-ce que nous n'avons pas vu ? Nous savons maintenant que ces anomalies ne se produisent pas spontanément, par le plus grand des hasards. Voilà pourquoi la médecine occidentale souligne beaucoup, de nos jours, l'importance de saines habitudes de vie. Toutefois, est-il possible d'anticiper plus encore et de repérer les signes annonciateurs de troubles ? Oui, répond la médecine traditionnelle chinoise ou médecine énergétique !

Prévenir, une autre façon d'envisager sa santé

« L'homme peut prolonger sa longévité, il peut aussi la raccourcir. »
Proverbe chinois

Mieux vaut prévenir…

La médecine préventive est une branche de la médecine ayant pour objet de prévenir l'apparition, l'aggravation ou l'extension des maladies tant au niveau collectif qu'individuel. Cette spécialité a vu son importance croître à la fin du XXe siècle lorsque les autorités chargées de la santé publique ont constaté le coût croissant des soins médicaux.

Médecine préventive : un programme collectif

Elle a pris naissance lorsque l'on s'est rendu compte que des mesures d'hygiène supplémentaires comme la mise en quarantaine des malades, l'enlèvement des cadavres et l'installation d'égouts pouvaient réduire la propagation de nombreuses maladies contagieuses. D'autre part, un énorme progrès fut recensé lorsque l'on découvrit la vaccination. La médecine préventive s'occupe aussi de la mise en place des programmes de dépistage de l'hypertension ou des cancers du sein, du cerveau ou de l'utérus. Les différents gouvernements tentent d'enrayer la pollution de l'air et de l'eau, en fixant aux industriels des règles très strictes, en interdisant certains conservateurs ou additifs alimentaires cancérigènes, en limitant sur le lieu de travail l'exposition aux produits toxiques, chimiques et à radiations, ainsi qu'en interdisant de fumer dans les lieux publics.

Médecine préventive : un programme individuel

« Sans maladies, on a le corps léger. »
Proverbe chinois

Les médecins qui se consacrent aux problèmes de santé ont dégagé les principes à mettre en œuvre individuellement. On y trouve, entre autres, le choix d'un régime alimentaire équilibré, peu de matières grasses, peu d'alcool, un sommeil de qualité, un minimum d'exercice physique, ainsi que des examens médicaux et dentaires périodiques. Ils recommandent une réduction de l'apport de cholestérol et de sel dans l'alimentation afin de diminuer les risques de maladies cardio-vasculaires. Les dentistes ont instauré l'usage du fluor dès l'enfance afin d'éviter l'apparition de caries. Les autorités en charge de la santé publique ont imposé le port de la ceinture de sécurité dans les voitures ainsi que l'utilisation d'un siège auto pour les enfants de moins de dix ans. Le port du casque pour les conducteurs de deux-roues est obligatoire. Les professionnels de la santé encouragent les Français à arrêter de fumer pour combattre la fréquence croissante du cancer du poumon. Enfin, ils recommandent encore d'utiliser des écrans solaires et d'éviter les expositions prolongées au soleil dans le but de prévenir les cancers de la peau.

Toutefois, comme l'écrivait Vicente Espinel, romancier espagnol : « Le malade est plus reconnaissant à la médecine qui le guérit qu'au conseil qui le préserve »…

Protection ordinaire de l'habitat

Au niveau de son l'habitation, l'être humain qui souhaite se protéger des cambrioleurs installera une clôture autour de son pavillon, une porte blindée à son appartement, voire un système d'alarme ! Mais cela ne lui apportera aucune protection vis-à-vis de sa vie intime :

amour, relations familiales, réussite sociale, et encore moins au niveau de sa santé, excepté le fait qu'il dorme peut-être plus confortablement dès lors qu'il se sent en sécurité !

La providence du Feng Shui

« J'ai décidé d'être heureux parce que c'est bon pour la santé. »
Voltaire

En plus de son pouvoir de faire évoluer favorablement les choses et grâce à son application concrète dans notre environnement, le Feng Shui nous soutient dans tous les domaines de notre vie : il protège notre vie familiale et sentimentale, notre vie sociale, professionnelle et notre santé.

Son rôle préventif, dans le cas d'une personne ayant une faiblesse congénitale affectant une fonction ou un point particulier du corps, sera d'intervenir en tant que gardien bienfaiteur, dans le secteur stimulé lui correspondant. A savoir, pour la vue, le foie, la vésicule et les muscles, en analogie avec l'élément BOIS, le secteur TCHEN, à l'est ou, autre exemple, pour l'odorat, le poumon, le gros intestin et la peau, en corrélation avec l'élément MÉTAL, le secteur TOUEI à l'ouest.

Vous retrouverez ces équivalences en fin du chapitre *Les énergies Yin et Yang,* ainsi que la table des correspondances annexée au chapitre *La magie du Pa Kua.*

Une personne qui est en bonne forme stimulera régulièrement le secteur de la santé – en l'occurrence TCHEN – dès qu'une fatigue se fera sentir.

Troisième partie

Les formes qui nous entourent

L'ÉNERGIE DES CINQ ÉLÉMENTS

Tout se transforme

Ces éléments s'engendrent et s'anéantissent mutuellement – c'est la loi du changement permanent et des transformations incessantes de ce qui nous entoure !

L'EAU fait pousser le BOIS qui s'enflamme pour devenir des cendres qui, elles, se fondent à la TERRE produisant du minerai dont on extrait le MÉTAL qui, chauffé, dégage de la vapeur produisant de L'EAU.

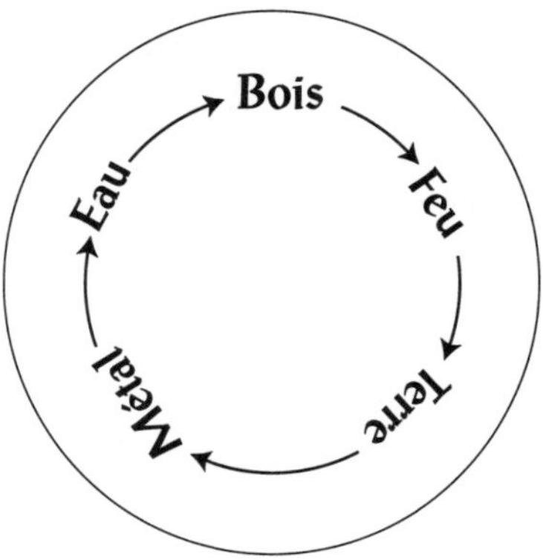

Cycle de production

Mais ces éléments ne sont pas forcément amis, ils se détruisent aussi l'un l'autre. Par exemple, L'EAU éteint le FEU ; le feu fait fondre le MÉTAL ; le métal coupe le BOIS (une hache, une scie par exemple) ; le bois se nourrit de la TERRE et l'appauvrit ; la terre absorbe l'eau ou crée des amas qui l'empêchent de s'écouler. Nous sommes ici dans une dynamique destructrice que le Feng Shui prendra en compte.

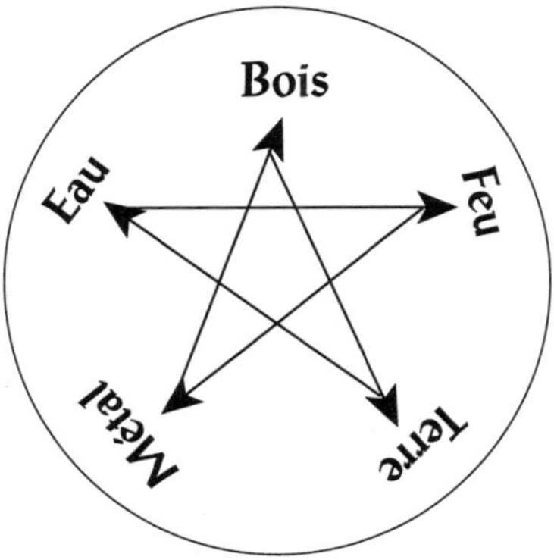

Cycle de destruction

A chacun sa fonction

Chaque élément a un rôle : L'EAU humidifie et inonde ; le FEU brûle en s'élevant vers le haut ; le BOIS se courbe et se plante verticalement ; le MÉTAL se laisse travailler et obéit à la main qui le manipule ; la TERRE est cultivée et produit des récoltes.

LA COMBINAISON ÉNERGÉTIQUE DES ÉLÉMENTS

« Eau et feu sont incompatibles. »
Proverbe chinois

Guerre et paix

Mis en présence, les éléments engendrent des vibrations négatives ou positives en fonction de leur entente ou de leur aversion. Rappelez-vous qu'une énergie positive entraîne une destinée agréable et qu'une énergie négative occasionne une existence difficile. L'implication du Feng Shui est d'équilibrer ces énergies pour obtenir l'harmonie.

L'équilibre à trouver

Remémorons-nous : un élément peut en créer ou en anéantir un autre, mais il peut aussi, par son assistance, tempérer une déficience. Une fois en excès, les énergies, devant toujours être équilibrées, provoquent des troubles et l'adversité. Il devient alors nécessaire de les rééquilibrer.

Un manque se comble en ramenant l'élément absent ou s'adoucit en lui procurant un palliatif. Là où il y a excès, il faut ajouter un élément « destructeur » pour neutraliser ce qui est en excédent si l'on ne peut rien éliminer. En voici une évocation :

- ➪ L'EAU crée le BOIS et le BOIS tempère L'EAU,
- ➪ le BOIS crée le FEU et le FEU tempère le BOIS,
- ➪ le FEU crée la TERRE et la TERRE tempère le FEU,

- la TERRE crée le MÉTAL et le MÉTAL tempère la TERRE,
- le MÉTAL crée L'EAU et L'EAU tempère le MÉTAL.

Rendre la force

Si vous souhaitez renforcer les énergies du secteur de la santé, la partie est de votre maison, souvenez-vous qu'elle correspond à l'élément BOIS et que L'EAU lui est nécessaire pour la raviver (l'eau fait pousser le bois) ! Conséquemment, vous installerez un aquarium ou des galets et disposerez des objets (ou couleurs, matières, formes, etc.) associés à l'élément BOIS pour les faire vibrer.

L'exemple du FEU

Un excès de viande grillée en plein été (manifestation du FEU) aura un effet sur le cœur (organe du FEU). Alors, un jour de grosse chaleur (toujours associée au FEU), il est recommandé de consommer davantage de fruits et de légumes, ainsi que du poisson. Encore conseillé : des soupes et beaucoup d'eau minérale (les produits de la TERRE et L'EAU vous apaiseront).

Si la force Yang domine, le métabolisme s'emballe et l'énergie circule trop vite ; la personne est agitée et peut souffrir de palpitations, d'insomnie ou être irritable. Si la force Yang est insuffisante, l'appétit est faible et la personne risque d'être frileuse et fatiguée.

Les éléments et la santé

L'être humain s'adapte constamment à son environnement pour survivre. Grâce à cette classification des éléments dans l'univers et à leur association à un mouvement énergétique et à un organe vital (foie, cœur, rate, pancréas, poumons, reins, etc.), nous pouvons mieux comprendre les réactions ou les dérèglements que notre organisme subit dès qu'une force est en faiblesse ou en excès. Un exemple simple : un excès de poivre (piquant, lié au MÉTAL) fait éternuer (manifestation des poumons, organe MÉTAL).

Le BOIS, autre exemple, au mouvement d'expansion, représente la naissance, donc le printemps et tout ce qui lui correspond (le vert, la germination, le renouveau). Il est associé par analogie à l'une des fonctions vitales du foie qui est la purification du sang dans l'organisme.

Chaque organe vital est relié à l'une des cinq saisons (printemps, été, fin de l'été, automne, hiver), ce qui permet à l'organisme de s'adapter à l'environnement par l'intermédiaire de l'organe concerné.

Voyons de plus près : en été – saison Yang – le corps s'active pour conserver sa fraîcheur interne. C'est grâce à l'activité du cœur, qui permet l'évacuation de la chaleur et l'humidification de la peau par la sueur, qu'il s'adapte. Cette augmentation de l'activité de l'énergie en surface se reproduit sur le comportement : nous devenons plus vifs et communicatifs. Ce qui s'oppose à l'hiver – saison Yin – favorisant le repli sur soi : les pores de la peau se referment, le corps préserve précieusement sa chaleur, l'énergie circule en profondeur…

Ainsi, les cinq éléments nous guident vers le lieu du déséquilibre, permettent d'en comprendre les causes et le développement. Chaque élément renvoie à une dynamique comportementale bien spécifique que nous appelons aussi tempérament.

A QUEL ÉLÉMENT APPARTENEZ-VOUS ?

Chaque élément renvoyant à une dynamique comportementale qui détermine le tempérament de l'individu, ce questionnaire vous permettra de comprendre quel est votre type de fonctionnement afin de pouvoir le réajuster pour vivre en harmonie avec votre environnement.

Les règles du jeu

Répondez à toutes les questions ci-dessous en attribuant à chacune d'entre elles une note entre 1 et 5 selon votre degré d'accord avec l'énoncé – *par exemple : 1 pour un désaccord total, 2 si vous êtes en simple désaccord, 3 si vous partagez moyennement cette affirmation, 4 si vous êtes plutôt pour et 5 si vous vous retrouvez parfaitement dans ce portrait.* Réfléchissez, il est nécessaire que vous soyez authentique dans vos réponses.

Totalisez les points obtenus pour chacun de ces cinq questionnaires, puis reportez-vous au texte-réponse correspondant au test qui totalise le plus grand nombre de points. Attention : il n'est pas impossible que vous apparteniez, en toute égalité ou presque, à deux éléments à la fois.

A vous de jouer…

Test du Bois : **Total : __ __**

- ❑ Je suis puissant(e), j'ai énormément confiance en moi, suis plein(e) d'assurance, et stimulé(e) lorsque je suis en conflit ou stressé(e).

- ❑ J'ai de grandes capacités, une haute estime de moi, et adore être le ou la meilleur(e). Je me reconnais être ambitieux(se) et déterminé(e).
- ❑ Je suis un meneur ou une meneuse, j'aime diriger et je suis supérieur(e) aux autres.
- ❑ J'aime avoir un public, être admiré(e), reconnu(e) pour mon talent et mes exploits.
- ❑ Je suis audacieux(se), rapide dans mes conclusions et je sais prendre rapidement des initiatives.
- ❑ J'ai énormément d'intuition et je l'utilise pour déterminer mes choix.
- ❑ J'ai toujours raison.

Test du FEU : **TOTAL : __ __**

- ❑ Je suis plein(e) d'enthousiasme, extraverti(e) et toujours optimiste.
- ❑ Je suis ouvert(e), expansif(ve) et communicant(e).
- ❑ J'aime le contact, la complicité, je suis tendre et vulnérable.
- ❑ Très intuitif(ve) et sensible, je ressens parfaitement les autres.
- ❑ Je vis dans le présent et profite pleinement des plaisirs de la vie.
- ❑ Je me sens bien dans une ambiance motivante.
- ❑ Je suis une véritable éponge, ressentant complètement ce que vivent les autres.

Test de la TERRE : **TOTAL : __ __**

- ❑ Je fais passer souvent les désirs des autres avant les miens et je veille à leurs besoins.
- ❑ Serviable, j'aime aider les autres.
- ❑ J'aime vivre en communauté, surtout entouré(e) de mes proches.

- ❑ Je suis diplomate, bon(ne) intermédiaire et on fait souvent appel à moi pour régler des conflits.
- ❑ J'aime les autres et participer à leur vie. Je peux pourtant avoir des relations problématiques.
- ❑ Sociable, je suis à l'aise même avec des inconnus.
- ❑ J'adore rassembler mes amis, même dissemblables, et créer une super ambiance.

Test du MÉTAL : **TOTAL : __ __**

- ❑ Méticuleux(se) et soigné(e), je suis organisé(e) et logique. J'aime analyser.
- ❑ J'ai besoin de savoir où je vais, avoir des règles bien définies. Chacun doit respecter cette ligne de conduite.
- ❑ J'ai très peu d'amis que j'ai choisis peu exigeants, mais ils me sont chers.
- ❑ Je suis pudique et irréprochable. Je ne m'occupe pas des affaires des autres.
- ❑ La raison passe avant le plaisir. J'aime la modération en toutes choses.
- ❑ Je ne déroge pas à mes règles de vie et m'incline facilement devant des compétences supérieures.
- ❑ Je ne suis pas expansif(ve) mais je suis reconnu(e) pour mes compétences.

Test de L'EAU : **TOTAL : __ __**

- ❑ J'aime la solitude et suis introverti(e). Je préfère les activités intellectuelles.
- ❑ Prudent(e) dans mes rapports avec les autres, je n'aime pas m'épancher.
- ❑ Très autonome, j'aime fonctionner seul(e).
- ❑ Je suis réfléchi(e), sceptique, et cherche toujours à être objectif(ve).

- ❑ Parfois peu diplomate, mais toujours honnête et passionné(e).
- ❑ Je mène ma barque sans me soucier de l'opinion des autres.
- ❑ On me considère comme étant excentrique ou original(e).

A vous de savoir…

Le tempérament BOIS

Le Bois est en analogie avec le foie et la vésicule biliaire. Vous êtes un être plein de vie, entreprenant, stimulé par l'action et les défis, vous avez besoin de gagner et d'être celui ou celle que l'on admire. En revanche, vous voulez tout avoir, tout de suite. Souvent intolérant(e) et caractériel(le), vous pouvez avoir des migraines, des tensions dans le cou et aux épaules. Vous craignez de ne pas maîtriser les situations ou d'être impuissant dans l'action. Vous avez besoin de stimulants pour vous soutenir et de calmants pour vous apaiser.

Il vous faut un peu plus d'intériorité, reconnaître votre vulnérabilité, écouter vos émotions et votre corps.

Café, alcool et épices sont néfastes à votre santé. Les aliments frits générant de la chaleur vous sont nuisibles : vous êtes un élément Bois et le Feu vous détruit ! Préférez plutôt les légumes verts, les crudités, les fibres.

Les personnes de tempérament Eau vous sont bénéfiques et vous êtes salutaire aux tempéraments Feu ; désaccord, en revanche, avec les types Terre et Métal.

Le tempérament FEU

Le cœur et l'intestin grêle sont en analogie avec le Feu. Vous êtes passionné(e), vous vous épanouissez dans la communication et la fusion. Vous avez besoin de vous réaliser pleinement. Intuitif(ve), généreux(se) et sentimental(e), vous avez tendance à vous perdre dans les problèmes des autres. Vous êtes anxieux(se) et vous déchargez facilement comme une pile. Vous vous exaltez dans la passion amoureuse où pourtant vous vous perdez mais sans laquelle vous ne pouvez plus exister, vous cédez aux feux de paille.... Vous rencontrez des problèmes circulatoires, êtes sujet(te) aux palpitations.

Vous avez besoin de vous recentrer, de vous isoler pour vous recharger, vous retrouver.

Réduisez votre consommation de stimulants, comme l'alcool, le café et les épices qui entretiennent à l'excès votre tempérament Feu. Préférez les fruits et les légumes, les céréales, le poisson. Mangez des soupes, buvez beaucoup d'eau minérale (les produits de la Terre et l'Eau vous apaiseront).

Les personnes de tempérament Bois vous sont bénéfiques et vous êtes salutaire aux tempéraments Terre ; désaccord, en revanche, avec les types Métal et Eau.

Le tempérament TERRE

L'élément Terre est en analogie avec la rate et l'estomac. Vous êtes quelqu'un d'agréable à vivre, réaliste, pacifique et débonnaire. Toujours en recherche d'harmonie, vous aimez être utile aux autres sans vous en glorifier. Vous êtes du genre maternel ou paternaliste, avec parfois le travers de vous mêler de ce qui ne vous regarde pas. Vous aimez le changement... dans la stabilité ! La sécurité matérielle est une nécessité, vous aimez les situations claires et savoir où vous allez. Vous rencontrez des problèmes digestifs, et êtes sujet(te) à la boulimie, à la rétention d'eau dans la partie inférieure de votre corps.

Etant pourtant assez dépendant(e) des autres, vous avez besoin d'être seul(e) pour vous retrouver. Vous devez avoir au moins une activité sportive.

Usez des aromates qui vous aideront à éliminer (persil, gingembre, etc.). Evitez les crudités qui font ballonner, les graisses et les sucres lents. Préférez les légumes sucrés, les céréales et la viande de bœuf.

Les personnes de tempérament Feu vous sont bénéfiques et vous êtes salutaire aux tempéraments Métal ; désaccord, en revanche, avec les types Bois et Eau.

Le tempérament MÉTAL

Les poumons et le gros intestin sont reliés à votre élément Métal. Vous êtes réservé(e), vertueux(se), rationnel(le) et délicat(e). Vous êtes sensible à la beauté, et avez besoin de spiritualité, de rituels, de solennités. Très organisé(e), vous aimez l'ordre, la justice. On peut vous dire parfois dur(e), critique(e), pointilleux(se) – même avec vous-même –, distant(e)... Vous détestez la décadence et la corruption ! Vos bronches sont fragiles et vous êtes sujet(te) aux rhumes, asthme, sinusite.

Vous avez besoin de gaieté et d'un peu plus de spontanéité. Profitez de la montagne ; entraînez-vous aux exercices respiratoires.

Les plats épicés vous déshydratent (le Feu est néfaste au Métal). Préférez le poisson, les légumes et les fruits à chair et pulpe blanches.

Les personnes de tempérament Terre vous sont bénéfiques et vous êtes salutaires aux tempéraments Eau ; désaccord, en revanche, avec les types Bois et Feu.

Le tempérament EAU

La vessie et les reins sont en analogie avec votre élément Eau. Vous êtes un être autonome, indépendant et secret. Vous allez au fond des choses, toujours en recherche de vérité. Vous n'aimez pas vous dévoiler, vous vous renfermez sur vous-même au risque parfois de souffrir d'isolement. Votre imagination est immense et vous avez besoin de constance dans vos activités, projets ou entourage. Vous avez peur d'être rejeté(e), piétiné(e) et abandonné(e). Parfois rancunier(ère), vous ne pouvez vous empêcher de douter des autres. Vous souffrez du froid, surtout dans le cou, aux épaules, dans le dos et aux pieds.

Vous devriez laisser place à toute la sensibilité que vous refoulez, vous laisser aller à la douceur, et oser vous engager.

Délaissez les aliments froids et crus pour vous réchauffer avec des noix, des lentilles, des fèves et du tofu ; mangez du saumon et des fruits de mer.

Les personnes de tempérament Métal vous sont bénéfiques et vous êtes salutaire aux tempéraments Bois ; désaccord, en revanche, avec les types Feu et Terre.

Pour conclure…

Rappelons encore que ces cinq éléments sont en concordance avec vos organes internes. Il vous sera désormais plus aisé de comprendre le langage de votre corps. Et puis, en vous penchant sur l'interaction des éléments vue au chapitre précédent, vous saisirez les différences qui vous opposent aux autres ou, a contrario, pourquoi votre entente est si bonne !

La géobiologie, de plus près

La nature et le progrès

L'homme a toujours eu un instinct primaire qui a la faculté de ressentir certaines choses et qui lui permettait, jadis, de savoir où il devait faire « son nid ». De plus, des hauts lieux spirituels ont été érigés par les Anciens sur des points cruciaux et bénéfiques, sans pour autant tenir compte des phénomènes de géobiologie. Pour exemple, les cathédrales, les temples ou les églises…

En Chine, 2000 ans avant J.-C., le site naturel, le climat et les astres étaient utilisés par le géomancien et le maître en Feng Shui qui étaient des précurseurs de la géologie moderne.

La technologie d'aujourd'hui a permis de mettre au point des appareils de détection qui peuvent démontrer les anomalies du champ magnétique terrestre, comme le géomagnétomètre, le compteur Geiger pour la radioactivité, et encore le détecteur de champ électromagnétique qui peut enregistrer les perturbations électriques.

La définition

Nous voici donc face à une science qui recherche et étudie les troubles occasionnés sur les êtres vivants par l'électricité, les dérèglements cosmo-telluriques, la biologie, la géologie et même l'architecture !

L'être humain est assailli par les ondes telluriques venant du centre de la terre et par les forces cosmiques émises par la magnétosphère.

Une lourde conséquence

Dans la nature, des accidents géologiques comme une nappe d'eau, une faille, une caverne, entre autres, peuvent entraîner la rupture des ondes telluriques.

Les pylônes à haute tension, l'installation des radars, notre environnement électrique, peuvent entraîner une perturbation de la pénétration des ondes cosmiques...

Et les formes de certains bâtiments, ainsi que leurs matériaux comme le béton armé ou l'amiante, entre autres, émettent et réverbèrent des ondes nocives.

La rupture de l'équilibre de ces ondes provoque des dérangements de notre système biologique qui entraînent, dans certains cas, des maladies.

Pour une vie meilleure

Il nous est désormais plus aisé de comprendre pourquoi notre cadre de vie a autant d'importance si nous nous sentons stressés, dépressifs ou angoissés ! Avant de prendre des antidépresseurs ou autres, il est vraiment important de chercher à savoir ce qui se passe sous nos pieds et au-dessus de notre tête !

Toutes les perturbations cosmo-telluriques ont des répercussions, à des degrés divers, sur les cellules et les fonctions de notre corps.

Notre corps, souffrant d'une manière ou d'une autre de ces perturbations mais « s'arrangeant » de ses dérangements, s'adapte hélas à ces dérèglements de la nature. Le travail d'un géobiologue corrigerait ces travers mais il faudra, en général, un certain temps avant que nos cellules retrouvent un équilibre.

Une véritable nuisance

Le champ d'induction, autour d'un système électrique, rayonne sur plusieurs mètres, même autour d'une simple prise de courant par exemple. Imaginons donc maintenant les perturbations produites par un câble non relié à la terre lorsqu'il est à proximité d'un lit ! Pire encore pour une couverture électrique qui reste sous tension toute la nuit... Un tapis se chargera et dégagera un champ statique s'il camoufle un fil électrique ; il est bon de noter que l'électricité statique est véhiculée par un grand nombre de matériaux : laine naturelle, nylon... mais aussi le bois et le fer, etc.

L'O.M.S. publie

L'Organisation Mondiale de la Santé nous renseigne que :

- ❑ La proximité d'émetteurs à haute fréquence engendre des problèmes oculaires, hormonaux et ils agissent sur le taux du cholestérol et des lipides.
- ❑ L'électricité statique et les champs induits risquent d'engendrer des allergies, des problèmes respiratoires et, à longue échéance, des soucis cardio-vasculaires.
- ❑ L'air, positivement ionisé, dérègle aussi le système respiratoire, nerveux, hormonal et cardio-vasculaire.
- ❑ L'air conditionné non ionisé entraîne des insomnies, favorise la fatigue, l'asthme, la nervosité et les tensions, ainsi que la migraine.
- ❑ Les écrans de télé, d'ordinateur ou autres, non protégés, entraînent des problèmes oculaires, des maux de tête, de la nervosité, des troubles psychosomatiques dus aux tensions et une réceptivité redoublée aux désordres pulmonaires.
- ❑ Toute installation électrique, non ou mal reliée à la terre, provoquera des ulcères et des lourdeurs aux membres inférieurs, de la fatigue, de la nervosité et une déminéralisation de l'organisme.

En résumé…

Ne construisons donc pas sur n'importe quel site ! Le quadrillage tellurique terrestre traverse aussi nos constructions. Sur un croisement d'ondes, on peut voir surgir l'apparition, en nombre, de maladies chroniques ou récidivistes.

Le béton armé, les masses métalliques ou l'isolation synthétique, par exemple, sont des amplificateurs ou des déviateurs de cette nuisance ; vérifiez leur usage !

Le passé n'oublie pas !

Le pendule, le lobe-antenne, la baguette de sourcier, ne sont pas toujours suffisants pour détecter les vibrations nuisibles. La terre, tout comme l'espace vibratoire, renferme dans sa mémoire un vécu, avec ses ondes sensibles, dégageant pour l'entourage ses bonnes ou mauvaises conséquences. En effet, imaginons une maison construite sur un ancien ossuaire ou cimetière… ce sont autant d'effets invisibles maléfiques pour l'habitant qui vivra à sa surface.

Voilà pourquoi il est encore extrêmement important de se renseigner sur le passé d'un site ou d'une habitation avant de s'y installer…

L'instinct et le non-conscient

> Attention : un malade aura des vibrations faibles et tendra à s'installer systématiquement dans une zone plutôt basse en énergie alors qu'il devrait, pour régénérer son énergie, se placer sur un secteur plus fortement chargé.

Les ondes de forme

Les ondes de forme sont des vibrations engendrées par certains objets qui plongent leur environnement dans un champ assez négatif. En général, la détection de ces ondes se fait grâce à un pendule universel.

La forme et l'espace

Les formes aussi possèdent un impact sur le Ch'i, d'autant plus que quelques-unes d'entre elles correspondent aux éléments (voir fin de chapitre *La magie du Pa Kua*). En disposant des objets d'une certaine forme – ou qui tendent à cette forme –, vous créez une vibration semblable à l'élément lui répondant.

Une pyramide, bien souvent adoptée par les hommes en fonction de ses vertus de relaxation ou encore de vieillissement du vin, n'est pas si inoffensive que cela : la pyramide est aussi lieu de pouvoir car ses structures externes et internes sont pour certains soit un amplificateur de forces telluriques soit un accumulateur de forces cosmiques. Elle peut être parfois dangereuse puisque c'est une « forme-limite » qui ne supporte rien à sa proximité ! Sa forme est parfaite, à la fois yin et yang ; elle est donc unitaire.

On sait qu'une forme ronde est plus bénéfique qu'une forme pointue ; celle-ci est d'ailleurs dénommée « vert négatif électrique » !

Ainsi, une table triangulaire (dessin ci-dessous) renverra, comme plusieurs flèches empoisonnées, des vibrations agressives aux personnes visées par les angles… Si la table est à la hauteur de leur estomac, des troubles gastriques s'ensuivront ! Il est donc exclu de s'y installer pour déjeuner ou même pour une longue réunion…

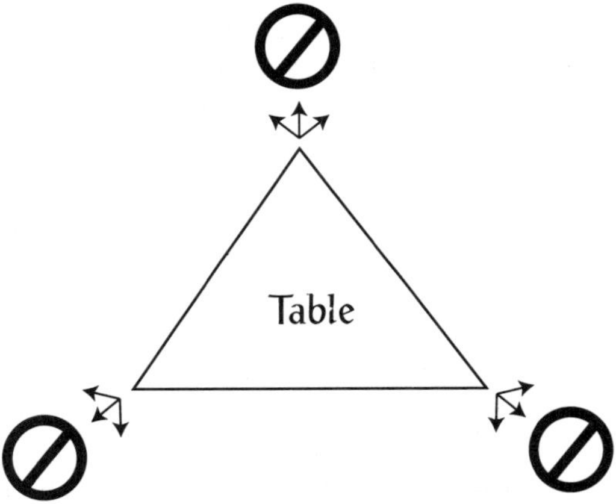

Une table triangulaire et ses effets pervers

Une forme saillante, telle la flèche – symbole de pénétration ou de blessure – génère un *Shar Ch'i*, c'est-à-dire « un souffle qui tue ». Pareillement, toute ligne droite devient porteuse d'énergie directe et violente provoquant un effet destructeur. Celles-ci sont nommées « flèches empoisonnées ». La sagesse recommande donc, par exemple, de ne pas disposer un lit, un canapé, ou un siège – bref, un endroit où l'on se tient stationnaire, où l'on se repose – face à cette « lance ».

Le pouvoir des formes

- ❑ Le CERCLE, le ROND sont bénéfiques par leur forme enveloppante et protectrices (exemple du fœtus).
- ❑ La SPIRALE évoque l'évolution d'une force (le ressort). Une corrélation s'établit spontanément avec l'extension, l'optimisme, l'ouverture et l'émanation.

- ❑ Le TRIANGLE, pointe en haut, représente le feu (la flamme à l'énergie montante), pointe en bas, l'eau (la goutte d'eau au mouvement descendant).
- ❑ Le CARRÉ et le RECTANGLE, avec leurs quatre côtés, sont des figures antidynamiques. Ils symbolisent l'arrêt, la stagnation, la solidification.
- ❑ La CROIX, symbole de l'orientation, convergence des directions et des oppositions, possède en son centre une énergie non-agissante.
- ❑ La FLÈCHE peut donner la mort, elle possède une grande force d'impact. Elle représente une menace : elle pénètre, ouvre, peut séparer et dédoubler.

Toutes les formes, par leurs valeurs symboliques, sont liées à des archétypes de l'inconscient collectif. Elles suscitent une émotion, nous conduisent vers un imaginaire mythique ou fantastique et provoquent des réactions que notre conscient ne décode pas.

> *« Voyez la plante, sa forme exprime les souvenirs vivants de toute l'évolution. »* Rudolf Steiner - *L'Homme dans ses rapports avec les animaux, les esprits et les éléments.*

La relation à l'objet

« Tout objet aimé est le centre d'un paradis. »
Novalis, *Petits Ecrits*

L'objet et le Ch'i

Puisque tout est énergie, l'interaction entre l'objet et l'environnement n'est plus à démontrer. Toutefois, un objet, quel qu'il soit, placé dans notre milieu, nous transmet, par sa forme, son volume, sa couleur, et la symbolique de sa représentation, des vibrations positives ou négatives, tout comme il les répercute au Ch'i de ses environs. D'où l'importance de ce que nous disposons dans notre habitation !

La relation à l'autre

Un tableau, dans votre salon, restituera l'ambiance que l'artiste a peinte. Un bouquet fleurira votre vie, un tableau vénitien vous baignera de rêves et de romantisme, une scène de bataille vous imprégnera d'animosité, une scène champêtre vous apaisera, un portrait célèbre vous animera du caractère du personnage représenté. Dans votre salle à manger, la représentation de victuailles ouvrira l'appétit à ceux qui y déjeunent — ce qui est néfaste pour ceux qui souffrent d'embonpoint... Une scène animée dans votre chambre à coucher empêchera un sommeil profond ; préférez dans ce cas un paysage relaxant.

Ceci est valable, bien entendu, en ce qui concerne l'art statuaire, tout comme les bibelots, et même un mixeur, un balai, etc. Un mixeur, installé à demeure sur votre plan de travail, dans le secteur Santé, générera des effets nuisibles. Vos placards seront les meilleurs des abris !

Ayez toujours l'œil Feng Shui, réfléchissez à chaque installation d'objet et ses conséquences avant de le placer dans votre foyer.

Chaque objet du passé accumule dans sa mémoire des informations de ce ou de ceux qui l'ont entouré. Un objet religieux a subi l'influence d'adorations, mais aussi de rituels, de prières, de supplications…

Idem pour des murs qui se seraient imprégnés des énergies faibles et souffrantes d'un agonisant et qui les restitueraient à un nouvel occupant en reproduisant une suite de maladies et de souffrances.

Vos antiquités traduiront le tragique ou le bonheur de celui ou de celle à qui elles ont appartenu. Dans la perspective de l'ascendant d'un drame ou d'une épreuve vécus, celles-ci vous satureront de déprime, de migraines, de déséquilibre du système nerveux, entre autres.

Une personne possédant de pareils objets devra chercher une corrélation avec la date de ses acquisitions : y a-t-il une correspondance avec l'arrivée d'une telle pièce ?

Méfiez-vous des bijoux de famille ! Certains peuvent vous porter malheur. Quant aux armes anciennes, aussi magnifiques soient-elles, elles ont sans doute fait couler du sang ! Vous ne devez pas les exposer : elles développent le Shar Ch'i qui risque de nuire à votre famille.

La relation à soi

L'objet intime : il nous est cher, il nous ravit l'âme. Certains d'entre eux nous portent bonheur ou sans doute les considérons-nous comme tels. S'ils nous rendent tristes (objets ayant appartenu à des personnes disparues ou desquelles nous sommes séparés), il est préférable de ne pas les exposer et de les conserver enfermés dans un coffret précieux.

L'objet intime nous touche aussi au plus profond de nous : une jeune mariée heureuse sera ravie à chaque fois qu'elle contemplera son alliance, mais par exemple, une croix ansée mise à notre cou parce qu'elle nous rappelle un merveilleux voyage en Egypte, troublera notre santé. En effet, une mesure radiesthésique démontrerait que la polarité est inversée.

En fonction de notre conviction ou de notre croyance, une patte de lapin, un trèfle à quatre feuilles ou un fer à cheval peuvent nous porter bonheur. La représentation de certains saints, en image ou en médaille, nous protégera contre les agressions extérieures ou autres.

Un exemple

Un exemple de l'utilisation d'un objet dans le secteur de la santé : vous n'avez pas encore la volonté nécessaire pour cesser de fumer, mais vous savez que vous devez arrêter ! Voici donc une solution d'attente néanmoins agissante...

Ne placez surtout pas sur votre bureau ou table de travail votre paquet de cigarettes et votre briquet (objets associés au Feu) dans le secteur milieu est, celui de la santé, puisque le Feu détruit le Bois, il altère donc votre état de santé !

Placez donc ces objets au centre de votre surface : non seulement la zone du centre, par son essence, demeure neutre, mais en plus, la Terre éteint le Feu...

Les objets et la santé

« Les mystères les plus profonds résident dans les objets naturels les plus simples. »
Ludwig Feuerbach, *philosophe allemand*

Les propriétés

« Chaque homme, chaque objet est à lui seul un prix, une étude, une propriété. »
Ralph Waldo Emerson, *philosophe américain.*

- ❑ L'AIMANT : posséder un aimant sur soi peut en effet avoir des influences positives sur l'organisme, mais variablement selon les individus, il peut hélas incommoder celui ou celle qui le porte, engendrant migraines, nervosité, fatigue, etc.
- ❑ L'AQUARIUM : on connaît son pouvoir lénifiant ; son utilisation est essentielle dans la pratique du Feng Shui. Les poissons doivent y être en nombre impair. Ils annihilent ainsi les nocivités ambiantes en les transformant en énergie positive. Dans un jardin, n'hésitez pas à construire un bassin…
- ❑ L'ARME : on ne dispose pas une arme à proximité d'une mauvaise installation électrique ; des effets préjudiciables sont à craindre. Jamais au grand jamais cette arme ne devra viser l'occupant de la pièce ; il est convenable de l'orienter vers l'extérieur des lieux.
- ❑ La BAGUE : par sa symbolique, l'anneau protège, rassure. Dans de très rares cas, le bijou peut être catalyseur d'énergies négatives ambiantes, mais il n'apporterait, dans ce cas, que de très faibles problèmes.

- Le BALADEUR : en dehors des ennuis auditifs que les jeunes gens ou même les adultes risquent d'encourir, cet appareil engendre le risque de se couper du monde extérieur. Un usage régulier de plus de 40 minutes d'affilée devient dangereux au bon équilibre de l'usager. Il n'est pas nécessaire de rappeler que l'appareil doit être de bonne qualité !
- Le BALDAQUIN : intimité et sérénité garanties ; tout possesseur d'un lit à baldaquin s'assure d'un sommeil excellent.
- Le BASSIN : situé dans le secteur santé de votre jardin, il entretiendra votre bien-être et celui de votre famille, favorisera la longévité de vos proches. À la différence de l'aquarium, le nombre de poissons contenu dans ce plan d'eau doit être pair.
- Le BERCEAU : idéal en osier, il est en revanche un nid d'électricité statique pour nos nouveau-nés dès qu'il est fabriqué en matériaux et tissus de synthèse. Il est conseillé d'orienter la tête de l'enfant à l'est ou au nord pour la qualité de son repos.
- Le BIJOU : il est avant tout extrêmement personnel ; une vibration fusionnelle s'établit entre le bijou et celui ou celle qui le porte à un point tel que, parfois, les pierres peuvent s'altérer, perdre de leur éclat si l'individu subit un choc. Le bijou est essentiellement un objet à énergie positive.
- La BOUGIE : tout comme le cierge, est avant tout un objet de rituel. Toutefois, dans nos habitations, les bougies créent une ambiance chaleureuse, reconstituante. Il est cependant recommandé de les utiliser avec toutes les précautions de sécurité nécessaires. Utiles pour activer un secteur Sud déficient ou tempérer un secteur bois trop agissant.
- Le CADRE : surtout pas en fer ou en cuivre : ces matériaux possèdent, pour cet usage, une énergie

négative. Pour encadrer un miroir ou un tableau, préférez la dorure, elle est généreusement positive.

- Le CANAPÉ : fuyez les matières synthétiques qui génèrent une électricité statique.
- Le CARILLON : grâce à son timbre harmonieux, il adoucit les influences malheureuses et rétablit le Ch'i. Placé dans les secteurs affaiblis de votre habitation, il réactive l'énergie. Il est judicieux de favoriser un carillon avec des baguettes creuses.
- Le CENDRIER : surtout ouvert et plein, il dégage une détestable odeur de tabac froid qui attire le Sha. Videz-le le plus souvent possible.
- La CHAISE : tournée le dos contre des rayonnages, elle engendrera des maux de dos à l'utilisateur régulier. Dos à une porte, elle créera une angoissante sensation d'insécurité à la personne qui s'y installera.
- Le CHAPELET : il est recommandé de ne pas le suspendre. Le chapelet n'est pas un objet de décoration, il est réservé à la prière. Si vous conservez, par exemple, le chapelet de votre grand-mère, enfermez-le dans un coffret, entouré d'un papier de soie noir. Il deviendra alors un excellent générateur de protection, et « neutralisateur » de nocivités.
- La CHEMINÉE : pour éviter que le Ch'i ne s'échappe par son ouverture, disposez des bûches comme si vous alliez les faire brûler, conservez votre pare-feu et placez devant celui-ci un bouquet de fleurs fraîches.
- Le CLIMATISEUR : en lui-même, il n'est pas très salubre et sa structure, dès qu'elle est encrassée, amplifie les conséquences nocives.
- Le COFFRET : ou l'écrin, sert de condensateur d'énergie positive surtout si ce que l'on y enferme, tels les bijoux, nous est cher. N'y enfermez pas un papier compromettant, ni aucun objet de ven-

geance ; dans ce cas, l'usage que vous en feriez conduirait à développer des influences néfastes. Respectez sa fonction initiale.

- Le COMPTEUR ÉLECTRIQUE : là où il est fixé, il est recommandé de ne pas utiliser l'endroit pour y dormir, s'y reposer, cuisiner ou se restaurer. Bref, ne séjournez pas près des champs électriques ou électromagnétiques induits.
- Le CONGÉLATEUR : ses vibrations sont négatives et redoutables. La meilleure place que vous pourriez lui attribuer reste le local à part.
- La COUETTE : un rembourrage en plumes ou duvets, matières vivantes, apporte les mêmes problèmes que ceux bien connus des oreillers puisqu'ils réagissent aux manifestations vibratoires ambiantes. Préférez draps et couvertures en matière naturelle.
- Les COUVERTS : comme les ustensiles de cuisine, tout instrument de table en cuivre ou en aluminium doit être utilisé fréquemment. Il est néfaste de les laisser enfermés au fond d'un tiroir.
- Le CRISTAL : grâce à ses propriétés vibratoires exceptionnelles, il est utilisé par les adeptes du Feng Shui pour intensifier un secteur du Pa Kua affaibli.
- La CROIX : fortement ancrée dans toutes les civilisations, elle a un pouvoir vibratoire très intense. Intégrez-la dans votre environnement en fonction de votre message.
- Le DRAGON : animal mythique, en représentation sur le secteur est du salon, il procure une grande résistance aux occupants d'une maison.
- L'ÉPONGE : usagée, abandonnée et pourrissante, elle génère des dangers pour votre état de santé.
- Le FÉTICHE : passionné d'art, l'individu qui introduira chez lui un tel objet devra se méfier du pouvoir qu'il véhicule.

- Les FLEURS : elles génèrent un bon Ch'i. Fraîchement coupées, au chevet d'un malade, elles requinquent la personne alitée. Séchées, elles possèdent une énergie neutre, mais pourrissantes dans une eau glauque, elles deviennent franchement nuisibles à la santé. En tissu, elles conservent une énergie positive. En général, les fleurs (ou plantes) atténuent les émissions négatives des appareils électriques, absorbent les énergies des personnes malades ou dépressives.
- L'HUMIDIFICATEUR : les bactéries s'y génèrent et se propagent. C'est le support favori des moisissures et des acariens. A éviter absolument !
- L'ICÔNE : la représentation d'une Vierge à l'enfant placée dans votre chambre à coucher, secteur Touei, à l'ouest et au centre, favorisera une maternité.
- Le JOUET : le nounours qui bat du tambour a fait la joie de votre bambin, mais, avec une pile usagée, le jouet devient dangereux pour l'enfant qui le conserve dans cet état. Changez ou ôtez la pile ; idem pour les jeux électroniques. Tout jouet cassé doit être jeté, les peluches régulièrement lavées.
- Le LAPIS-LAZULI : voici un minéral bénéfique qui protège des maladies bactériennes et qui neutralise le Sha. Vous pouvez aisément l'introduire dans votre habitation sous forme d'objet.
- Le LIT : en dehors de l'orientation traditionnelle du Feng Shui, le pied d'un lit ne doit surtout pas être orienté vers la porte. C'est ce que les Chinois appellent la « position du défunt » !
- Les LUNETTES : avec de bons verres correcteurs adaptés à votre vue, vous ne devriez pas avoir de migraines ou autres types d'indisposition. Cependant, il est possible que les matériaux utilisés pour votre monture ne vous conviennent pas. Pour cette dernière, choisissez une forme simple.

- ❑ Le LUSTRE : placé au-dessus d'un lit, il vise et mine un point précis du corps du dormeur, celui sur lequel il « pointe ».
- ❑ Le MATELAS : soignez votre colonne vertébrale avec un matelas ferme ! Il doit être constitué de matières naturelles, régulièrement aéré et ne pas contenir, surtout, de duvets. Réagissant mal à la chaleur du corps du dormeur, ceux-ci entraînent des troubles néfastes à un bon repos. Un mauvais matelas engendre l'anxiété, la déprime, les nausées, les migraines, etc. Il ne doit jamais être posé directement sur le sol, le Ch'i devant pouvoir circuler librement entre le sommier et le plancher.
- ❑ Le FOUR À MICRO-ONDES : son utilisation est devenue inoffensive puisque les constructeurs nous assurent désormais de toutes les garanties nécessaires. Mais qu'en est-il des aliments qui sont cuisinés dans ces fours ? Ils deviennent hélas de vrais poisons pour notre organisme. Son usage doit donc demeurer rarissime.
- ❑ Le MIROIR : en dehors des règles habituelles du Feng Shui, il est déconseillé de se regarder dans un miroir à facettes ; celui-ci déstructurera votre énergie.
- ❑ Le NÉON : il provoque des migraines et des pertes de concentration. Sa lumière fade, éteinte, engendre une certaine morosité.
- ❑ L'OISEAU : sa représentation – en vol ou prêt à l'envol –, favorisera, dans un intérieur, la longévité de ses occupants.
- ❑ L'ORDINATEUR : en plus de l'écran et du disque dur, ses compléments génèrent des énergies nocives. Il devient moins dangereux s'il est installé au nord de votre habitation. Pour parfaire le tout, le Feng Shui recommande de placer un aquarium à son opposé, c'est-à-dire au sud de votre demeure. Bien entendu,

celui qui en fait un usage excessif devra se protéger contre la fatigue oculaire.

- Le PENTACLE : représentant en général une étoile à cinq branches, le pentacle détient réellement (en dehors de toutes les considérations occultes ou magiques) un pouvoir absorbant et protecteur.
- La PLANTE : elle amène vie et bonheur. Encore faut-il qu'elle soit en parfaite santé ! Il est préférable d'avoir une plante artificielle qu'une plante naturelle mal entretenue ou, pire encore, mourante…
- Le TÉLÉPHONE CELLULAIRE : un téléphone portable utilise des ondes électromagnétiques qui diffusent des ondes perturbant notre santé physique et mentale. Glissez-le dans un étui en cuir à effet « neutralisant ».
- Le TÉLÉVISEUR : il n'a sa place que dans le salon ! Son écran éteint ou en fonction représente une source d'énergie négative. Enfermé dans un meuble prévu à cet usage, il devient un élément neutre.
- La VEILLEUSE : elle est idéale, bénéfique, puisque, comme tout point lumineux, elle active le Ch'i.
- Le VÊTEMENT : froissé, délavé, il donne une mine de papier mâché, extérieurement, mais aussi intérieurement.

Quatrième partie

Les outils du bien-être

La numérologie

« Toute chose est nombre. »
Pythagore, *mathématicien et philosophe grec.*

L'essence du nombre

Dans la culture chinoise, la science des nombres reflète la clé de l'harmonie et symbolise la révélation des lois célestes. Chaque nombre a sa propre valeur, mais aussi sa propre énergie. Le chiffre impair est yang, le pair est yin. En harmonie avec l'univers, voici leurs représentations :

- ❑ Le **1** est le principe universel, le début, le meilleur, le masculin.
- ❑ Le **2** représente la complémentarité, l'ambivalence, le partage, la dualité, le féminin.
- ❑ Le **3** évoque la Trinité – le Ciel, l'Homme et la Terre –, la multiplicité. Dans la tradition chinoise, il symbolise la totalité, la perfection, l'aboutissement.
- ❑ Le **4** est tangible, solide, terrestre. Quatre saisons, quatre points cardinaux, quatre phases lunaires...
- ❑ Le **5** est le centre, l'harmonie et l'équilibre – les cinq éléments.
- ❑ Le **6**, soit 2 x 3, possède la pureté : deux fois plus de perfection d'après la tradition chinoise.
- ❑ Le **7**, d'après le cycle des 7 jours de la semaine, devient symbole d'achèvement et de renouvellement.
- ❑ Le **8**, d'après les huit directions de la boussole et les huit trigrammes du Yi King, représente l'harmonie et l'ordre.
- ❑ Le **9** évoque le centre de la terre, comme 9e point au centre des huit directions de la rose des vents. Il est

le nombre de la réalisation puisqu'il faut neuf mois pour concevoir un enfant.

- Le **0** n'a aucune valeur, mais placé à droite d'un chiffre ou d'un nombre, il en multiplie la valeur. Il évoque le vide permettant l'espace d'un recommencement.

Le nombre Kua

Nous possédons tous une direction et une orientation personnelles nécessaires pour activer les bonnes influences agissantes sur notre organisme et notre mental. Etre assis ou dormir dans la bonne direction, permet de capter l'énergie qui assure la bonne santé et rétablit les individus malades ou léthargiques.

Selon la théorie de la Boussole, il est possible de déterminer – en fonction de notre date de naissance – notre nombre Kua, en concordance avec les huit directions du Pa Kua.

Pour faire ce calcul, vous devez vous reporter au calendrier chinois. Un extrait se trouve en fin de chapitre *Prendre soin de soi.* Le Nouvel An lunaire chinois, se situant aux alentours de fin janvier ou début février, n'a pas de date fixe. Vérifiez bien quelle est votre année de naissance chinoise avant de procéder au calcul de votre nombre Kua.

Calculez votre chiffre Kua en additionnant les deux derniers chiffres de votre naissance chinoise, par exemple 1978 : 7 + 8 = 15. Si le total est supérieur à 10 – comme ici, 15 – réduisez-le à un simple chiffre : 1 + 5 = 6.

- L'homme le soustraira de 10 : 10 – 6 = 4. Ainsi, pour un homme né en 1978, le chiffre Kua sera le 4.
- La femme ajoutera 5 : 6 + 5 = 11. Puisque ce total est un nombre constitué de deux chiffres, il est

nécessaire de les additionner afin de les réduire à un seul chiffre, soit 1 + 1 = 2. Ainsi, pour une femme née en 1978, le chiffre Kua sera le 2.

> Attention : il n'y a pas de chiffre Kua « 5 » ; c'est, dans la théorie du Pa Kua, la localisation du centre, de la neutralité. Un homme le remplacera par le « 2 » et une femme, par le « 8 ».

Lorsque vous êtes en possession de votre chiffre Kua, vous pouvez utiliser les correspondances ci-dessous pour connaître vos directions favorables de la grille du Pa Kua :

1 ➪ **Nord**
2 ➪ **Sud-Ouest**
3 ➪ **Est**
4 ➪ **Sud-Est**

6 ➪ **Nord-Ouest**
7 ➪ **Ouest**
8 ➪ **Nord-Est**
9 ➪ **Sud**

La numérologie et la maison

« Les nombres ont-ils un mode d'existence en dehors de la tête de celui qui les pense ? »
Hubert Reeves, *astrophysicien canadien.*

Bien choisir les numéros de notre rue, de notre appartement, de notre étage, de notre chambre d'hôtel, en se reportant à la symbolique des nombres (voir en début de chapitre) est essentiel à notre bien-être. En vous reportant cette fois à votre chiffre Kua et à celui de votre famille, il est bon de préférer un numéro d'habitation contenant le chiffre Kua du chef de famille ou des deux individus formant les membres du couple.

Les couleurs

« La couleur est par excellence la partie de l'art qui détient le don magique. Alors que le sujet, la forme, la ligne s'adressent d'abord à la pensée, la couleur n'a aucun sens pour l'intelligence, mais elle a tous les pouvoirs sur la sensibilité, elle remue. »

Eugène Delacroix – *Journal.*

La chromothérapie

De nombreux chercheurs et médecins ont démontré qu'en diffusant des sources de lumières à travers des filtres de couleurs, ils pouvaient soigner des maux bénins et même plus importants. Cette médecine énergétique soigne autant les problèmes d'ordre physiologique que psychologique.

Le pouvoir de la couleur

Dans notre vie de tous les jours, nous remarquons que le rouge « appelle » la chaleur, le vert la sécheresse, l'orange le froid. Les couleurs nous pénètrent et il nous est difficile d'y échapper.

Les rouges, jaunes et l'ensemble des couleurs chaudes ont un pouvoir stimulant, voire excitant ; les bleus, le violet et l'ensemble des couleurs froides ont un pouvoir sédatif et apaisant. Une couleur brillante est lumineuse, active, positive ; une couleur mate est éteinte, passive et négative.

En dehors de leur aspect esthétique, elles ont donc chacune des qualités vibratoires spécifiques. Utilisées à l'état le plus pur possible, c'est-à-dire sans support solide, mais simplement véhiculées par la lumière, elles influenceront aussi bien nos états d'âme que notre vitalité. Conséquemment, elles agiront positivement sur des troubles aussi divers que déprime, angoisses, sinusite, asthme ou entorse.

« Les couleurs sont des actions de la lumière... »
Goethe, *De la Théorie des couleurs.*

Le savoir

Ce n'est pas l'action même du rayonnement, mais plutôt la réaction du corps face à ce rayonnement qui est, médicalement parlant, agissante. L'art de la chromothérapie consiste précisément à savoir comment utiliser les différentes couleurs, sur quel(s) organe(s) et pendant combien de temps afin de provoquer les réactions nécessaires pour rétablir l'équilibre momentanément déficient, pour stimuler et accélérer le processus d'autoguérison. Il existe toutefois plusieurs techniques : certains praticiens proposent une exposition aux rayons solaires filtrés à travers des verres de couleur. Plus couramment, d'autres utilisent une lampe de chromothérapie ou une lampe halogène dont le bout de la fibre optique est assorti de fibres colorées. Ce dernier système permet d'obtenir ainsi des longueurs d'ondes très précises.

Qui sont-elles ?

- Le ROUGE : il stimule, réchauffe et fortifie. C'est la couleur du sang et des passions, mais aussi de l'amour et de l'énergie sexuelle. En chromothérapie, elle s'utilise pour les refroidissements, le rhume, une blessure... Ne pas la projeter en cas de grande fièvre et haute pression sanguine.
- L'ORANGE : il porte une action douce. Comme l'or, il symbolise la richesse et la séduction. L'orange suggère l'été, comme la chair des fruits jaunes et la couleur du bronzage. En chromothérapie, il stimule le système respiratoire et est antispasmodique ; on le diffuse pour les crampes, les douleurs

dues à la tension ou au stress, l'asthme, les problèmes rénaux.

- Le JAUNE : il est tonique et reconstituant. Il évoque le soleil ou l'or, lorsqu'il est brillant. il stimule le système nerveux central, aide à la digestion et donne du tonus aux muscles. En chromothérapie, on l'utilise pour la constipation, la maladie du foie, l'eczéma...
- Le VERT : il est rafraîchissant et stimulant, il est la couleur des veines de la chlorophylle... Symbole de la nature, il est aussi celui de l'espoir puisque : vert... j'espère ! En chromothérapie, il calme les nerfs et augmente la force vitale ; on le projette pour les insomnies, les maux de dos, l'hypertension...
- Le BLEU : c'est la couleur du ciel et de l'eau. Elle calme et relaxe. En chromothérapie, elle est utilisée pour toutes les infections et contraste avec l'effet de chaleur de la couleur rouge ; on l'utilise pour les infections, les fièvres, les maux de dents, les brûlures... Ne pas la projeter en cas de refroidissement ou de rhume !
- Le ROSE : comme tous les tons pastels, le rose exprime la douceur. Il est la couleur des petites filles.
- Le VIOLET : représenté dans la religion et le deuil en Occident, il devient la couleur de la tempérance et de la réflexion.
- Le BLANC : symbole de la pureté et de la virginité dans la plupart des pays d'Occident, le blanc, qui est aussi une absence de couleur, renvoie les rayons du soleil, rejette la chaleur.
- Le NOIR : il demeure la couleur de l'obscurité et des ténèbres. « Le noir est le refuge de la couleur. » *(Gaston Bachelard).* Il est associé à la mort et au malheur. Le noir absorbe la chaleur.

➪ Le GRIS : il est une valeur (comme le blanc et le noir) intermédiaire terne et triste sauf s'il brille comme l'argent. Sinon, on lui attribue une notion de salissure.

En dehors des soins que nous pouvons obtenir avec les couleurs basiques de la chromothérapie, il est préférable d'adopter les tonalités adéquates pour décorer notre bureau ou notre chambre à coucher, pour enrichir notre garde-robe… et pour les associer aux bases de notre alimentation, afin que ces couleurs, pénétrant dans notre organisme par l'intermédiaire de nos sens, nous apportent une bonne santé.

La puissance des couleurs associées

Non plus lorsqu'il s'agit de chromothérapie, mais dans notre vie quotidienne, nous subissons tout pareillement l'influence des vibrations que les couleurs nous répercutent.

Les tons vifs expriment la « violence », la force des émotions personnelles et produisent des réactions du même ordre chez le spectateur. Et leur réunion dénote une vraie « révolution » intérieure. Des couleurs primaires assemblées, tels le rouge éclatant, le vert et le bleu vifs forment à l'évidence un ensemble très agressif, puissant. Notre observation portée sur un tel assemblage peut produire en nous soit une réaction visuelle et affective intense, soit inversement, une vive répugnance.

Des tons plus doux, en revanche, associés à des lignes galbées et à des formes « lisses », disposées selon un agencement harmonieux, généreront un enchantement.

La couleur et l'habitation

Notre habitation, la nature – pour l'œil qui ne perçoit que des taches lumineuses modelées par la couleur – ne sont qu'un assemblage de couleurs agencées dans un certain ordre. Et un spectateur contemplant notre environnement voit et reçoit ce panorama comme... un endroit frais et calme, un lieu pétillant et plein de vie ou un souk... et ressentirait l'envie ou non de fuir, de s'y régénérer, d'y souffler ou de s'y installer. Il est donc important, pour évoluer positivement et améliorer nos humeurs, de nous entourer de couleurs et de beauté.

> *« Les diamants, les saisons, les sons, les couleurs, l'obscurité, la lumière, les éléments, les aliments, le bruit, le silence, le mouvement, le repos, tout agit sur notre machine et sur notre âme. »*
>
> Jean-Jacques Rousseau, *Les Confessions*

La lumière

Le plus Grand

Le soleil est probablement l'un des éléments que nous voyons le plus dans notre vie. Il nous procure lumière et chaleur. Mais ce n'est pas aussi simpliste. Le soleil irradie sa lumière de manière si précise qu'il permet la vie. Exemple extraordinaire de conception !

Grand et bienfaiteur

Bien qu'on ait démontré qu'une trop grande exposition à la lumière ultraviolette peut causer un cancer ou des mutations cellulaires, elle comporte néanmoins un bénéfice vital : elle est essentielle à la synthèse de la vitamine D qui est indispensable à la formation et à l'alimentation des os. Sans celle-ci, les os deviennent mous et mal formés, engendrant une maladie du nom de rachitisme. Cette maladie survient lorsque certaines personnes sont privées de la lumière du soleil pendant de longues périodes.

La lumière et la vie

La lumière nous nourrit ! L'eau et le dioxyde de carbone ainsi que la lumière du soleil fabriquent du glucose et de l'oxygène. Le glucose – source de toute alimentation – contient énormément d'énergie. Ce phénomène ne peut toutefois se produire que dans les plantes qui sont l'alimentation élémentaire de toutes les espèces vivantes : les herbivores mangent des plantes et les carnivores, qui se nourrissent aussi parfois de plantes, mangent des animaux. Les êtres humains bénéficient de cette énergie grâce à la nourriture qui provient de cette même source des bienfaits du soleil.

Sans la photosynthèse, la vie des plantes n'existerait pas. Cette réaction chimique merveilleuse, qui n'a jamais pu être reproduite en laboratoire, se développe dans toutes les espèces végétales, y compris dans les légumes que vous mettez dans votre assiette...

Il s'agit-là d'un des processus fondamentaux de la vie. Parce que :

- ➪ La lumière infrarouge maintient la terre à une température ambiante.
- ➪ Même une petite quantité de lumière ultraviolette est suffisante (et nécessaire) à la photosynthèse de la vitamine D, entre autres.
- ➪ La lumière visible rend notre vision possible et contribue à la photosynthèse.

La science a donc démontré que la lumière du soleil a été conçue pour notre bienfait.

La portée de la lumière

Une lumière excessivement forte est trop yang. Beaucoup d'intensité lumineuse nuit à notre équilibre. Par exemple, travailler dans un bureau abondamment ensoleillé engendrera, entre autres, irritabilité et migraine. Notez qu'un ensoleillement trop direct altère les tentures et les papiers peints...

La lumière et l'ombre sont indispensables à notre vie. Nous vivons dans la lumière et nous reposons dans la pénombre. La lumière est liée à un sentiment euphorique et au bien-être (trop de lumière fatigue et nuit à notre état de santé) tout comme l'obscurité est rendue à l'anxiété et à la dépression (vivre en permanence dans la pénombre est mauvais pour le moral et l'organisme). Le balancement des deux engendre l'équilibre qui, lui-même, génère l'harmonie menant au bonheur ; dans votre intérieur, l'équilibre des jeux d'ombre et de lumière vous apportera la sérénité et stimulera favorablement le Ch'i...

Les odeurs

« Qui maîtrisait les odeurs, maîtrisait le cœur de l'humanité. »
Patrick Süskind, *Le Parfum*

L'odorat

Vitale est la fonction des odeurs de notre quotidien ! L'odorat, pourtant, nous le négligeons parce qu'il fait partie de nous, il est intégré à notre système de vie. Mais dès que nous avons le moindre petit rhume, nous en prenons conscience parce qu'il nous fait défaut. Privés d'odorat, nous sommes handicapés, il nous manque une perception, une sensation… Par exemple, la femme ne ressentira pas l'odeur de ce qui roussit au fond de la marmite ; l'homme ne flairera pas le danger lorsque son moteur laissera échapper une émanation douteuse… L'odorat nous est indispensable puisqu'il permet de débusquer les dangers. Grâce à lui, nous recevons des messages, bons ou mauvais, qui influencent nos états d'âme et dirigent notre mode de fonctionnement.

Une mémoire

« Les odeurs, comme les sons musicaux, sont de rares sublimateurs de l'essence de la mémoire. »
Georges du Maurier, *Peter Ibbetson*

Nous recevons tous des messages olfactifs qui font remonter en surface des bribes du passé. Une odeur de madeleine, celle des pois de senteur, d'un vent marin, d'un parfum, etc. L'aromathérapie utilise ces "mémoires" pour agir en surface ou en profondeur sur notre santé et notre bien-être.

L'aromathérapie

L'aromathérapie utilise des extraits de plantes, que l'on appelle des Huiles Essentielles. Elles sont obtenues par distillation de vapeur d'eau, extraction ou pressurisation de la matière odorante prélevée sur les plantes, et elles contiennent donc des éléments physiques de ces végétaux.

Pour soigner

L'origine psychosomatique d'un grand nombre de maladies provient de nos attitudes mentales qui affectent la santé de notre corps. Cependant, l'aromathérapie renforce et stimule les systèmes de défenses naturels présents dans l'organisme. Dans son application générale, elle vise la prévention de la maladie. Son pouvoir curatif – remarquable contre le stress –, réside dans sa capacité à induire un état de relaxation et à générer une sensation de détente et de bien-être. Elle agit également sur le système nerveux central. Certaines huiles essentielles ont un effet sédatif tandis que d'autres stimulent et que d'autres encore rétablissent un équilibre perturbé. De façon générale, elles exercent un effet harmonisant sur le plan physique, psychique et mental.

L'action

En stimulant le système nerveux, les arômes des huiles essentielles lancent un ordre d'autorégulation. L'aromathérapie, plus précisément, prépare le corps à lutter contre la maladie en stimulant le réflexe d'autoguérison et en modifiant la structure chimique des liquides corporels (la salive, le sang, la lymphe). Les huiles essentielles ont également une influence sur les sécrétions hormonales, sur l'équilibre endocrinien et sur les réactions neurovégétatives corporelles.

Le chef d'entreprise parfumant ses locaux avec des huiles essentielles verrait la tension disparaître ; le travail deviendrait plus aisé – engendrant un meilleur rendement – et une excellente ambiance serait créée dans ses bureaux.

L'huile essentielle

Paradoxalement, malgré son nom « d'huile », l'huile essentielle ne contient pas de corps gras comme les huiles végétales obtenues par pressoir. Il s'agit d'une sécrétion naturelle élaborée par le végétal et contenue dans les cellules de la plante, soit dans le calice, la tige, l'écorce ou toute autre partie du végétal. Elle est obtenue par la distillation de la plante en alambic.

A des fins médicales ou hygiéniques, selon l'huile désirée, on prendra la plante spécifique pour en extraire la quintessence et la structure biochimique. La composition des huiles essentielles est très complexe. L'huile essentielle ne rancit pas, est soluble dans l'huile et dans l'alcool, mais pas dans l'eau. Elle est extrêmement volatile. Toutefois, seules les essences naturelles conviennent.

Ce qu'il faut savoir

Les propriétés moléculaires spécifiques des essences naturelles sont impossibles à recréer en laboratoire. Ainsi, une huile de synthèse sentira délicieusement bon, mais n'aura aucun effet réel sur la santé. Les huiles essentielles de qualité doivent être rigoureusement pures. Une goutte sur un papier ne doit pas laisser de trace durable en séchant…

Il faut aussi savoir que la même plante offrira une huile aux vertus différentes selon son origine. Il est également important de savoir différencier les espèces d'une même plante. Prenons par exemple la lavande qui existe également sous le nom d'aspic. La première est, en fait, la fleur femelle et la seconde est la fleur mâle. Et leurs huiles n'auront pas les mêmes propriétés !

Leurs rôles

Les huiles essentielles, par exemple, ont le pouvoir de détruire les bactéries pathogènes, les champignons responsables des mycoses et ont même une action sur le Candida. Lorsque survient la guérison, le terrain étant amélioré, la capacité d'immunité est renforcée et le corps n'est pas affaibli…

Chaque huile cible et agit sur un circuit particulier (cœur, reins, poumons, peau, etc.). L'eucalyptus, éliminé par voie pulmonaire et urinaire, aura un effet bienfaisant sur les poumons et la vessie, par exemple. Les toxines seront drainées et évacuées, soit par l'urine, la transpiration ou les expectorations.

A chacune ses propriétés

Les propriétés offertes par les huiles essentielles sont nombreuses :

- Analgésiques, antalgiques : Camomille, Lavande, Menthe, Pin.
- Anti-inflammatoires : Citron, Encens, Géranium.
- Calmantes : Camomille, Myrrhe, Orange.
- Cicatrisantes : Eucalyptus, Hysope, Lavande, Romarin.
- Régulatrices : Camomille, Lavande.
- Tonifiantes : Bois de santal, Menthe, Poivre noir, Romarin, Sauge.

Laquelle utiliser ?

ASPIC : problèmes respiratoires, sinusite, insomnie et plaies.

Bergamote : tonique, antiseptique et rafraîchissante.

Bois de rose : stimulante et régénératrice des cellules et des tissus, antirides et antidépresseur.

Citron : antiseptique, bactéricide, tonique, hypotenseur, agit sur les rhumatismes.

Citronnelle : insecticide et désinfection des locaux.

Cyprès : tonique, antiseptique, astringent.

Eucalyptus : antiseptique pulmonaire et urinaire, oxygénant, antiviral, psoriasis, fébrifuge.

Mandarine : calmante.

Myrte : antitussive et expectorante.

Niaouli : antiviral, antibactérien et antispasmodique, asthme.

Orange : équilibrante et stimulante, apaisante.

Pin maritime : désinfection, antiseptique et expectorant.

Ravensara : neurotonique et anti-infectieux.

Romarin à camphre : stimulant, tonique circulatoire et musculaire, mucolytique.

Tea Tree ou Arbre à thé : antiseptique et anti-infectieux.

Thym : tonique général et sur le système immunitaire, antibactérien, staphylocoques et candidas.

Verveine yunnan : apaisante et calmante.

Ylang-ylang : tonique capillaire et régénérant pour la peau.

À diffuser dans l'atmosphère, par inhalation, en versant quelques gouttes dans vos pots-pourris, dans vos plantes séchées ou sur vos ampoules, dans l'eau de rinçage de votre lave-linge, dans les saturateurs de radiateurs et convecteurs, dans votre bain, pour vos massages…

Un bienfait quotidien

Savez-vous qu'une goutte d'huile essentielle de menthe sur les tempes soulagera un mal de tête ? Le genièvre, par exemple, calmera des douleurs musculaires ou articulaires. Un cataplasme d'argile et d'huile de millepertuis soulagera une brûlure. La lavande, elle, calmera immédiatement une piqûre d'insecte. L'aromathérapie soigne aussi les petits bobos de la vie.

Plaies, écorchures, contusions, que de raisons d'utiliser les pouvoirs de l'aromathérapie ! Tout comme les médicaments de première nécessité, quelques huiles essentielles devraient se trouver dans votre armoire à pharmacie...

Les sons

« Là où s'arrête le pouvoir des mots commence la musique. »
Richard Wagner

Une résonance

Issus du bruit, les sons que nous recevons nous agressent au point de modifier notre comportement. Une personne fatiguée, dépressive, voire colérique, sous des effets sonores tapageurs, assourdissants, bruyants, risque de ne plus contrôler ses agissements… Cependant, un son mélodieux et de basse amplitude générera des effets bénéfiques, relaxants ou réjouissants.

La musique

« La musique donne une âme à nos cœurs et des ailes à nos pensées. »
Platon, *La Musique*

Lorsque l'on chante, on est heureux ! Nos goûts musicaux correspondent à notre tempérament, mais notre écoute se fera toujours en fonction de nos humeurs : jazz ou blues, musique symphonique ou musique de chambre, une chanson triste ou un rythme guilleret, etc. Les sons et la musique touchent la personne au plus profond de son être. La combinaison de ses modes et de ses rythmes éveille des sensations et des émotions diverses…

Une approche thérapeutique

C'est bien connu, la musique adoucit les mœurs... et, de plus, elle soigne ! Les effets d'une musique douce ou relaxante, comme la musique d'ambiance ou les sons de la nature, les cascades, vagues, chant des cigales, etc., sont réellement reconnus pour détendre, apaiser, nous transporter vers un autre univers. Ces ambiances de décontraction, conçues dans une optique d'anti-stress, sont idéales pour nous accompagner après une journée de travail ou pour nous aider à trouver le sommeil.

La musicothérapie

Etymologiquement, le terme « musicothérapie » signifie « l'utilisation de la musique dans un but thérapeutique ». Son intérêt est d'apporter le réconfort au malade par le biais de la musique. Cette thérapie optimise encore la qualité des soins et, puisque l'anxiété diminue, la douleur se réduit. La disparition de l'angoisse et du stress demeure l'approche classique de la musicothérapie ; cependant, elle est tout autant efficace pour favoriser les échanges sociaux, la verbalisation, l'autonomie et la participation de l'individu.

Un peu d'histoire

1500 avant. J.-C., les Anciens s'apercevaient que la musique avait une influence sur la fertilité de la femme. Et les Grecs la contrôlaient déjà :

- ❑ En général : la prévention et le soin des maladies physiques et mentales par la musique.
- ❑ Pour Aristote : les émotions incontrôlées, effet de catharsis.
- ❑ Pour Platon : les frayeurs et les angoisses phobiques : la musique apaise les tourments.

- ❑ Pour Xénocrate : l'utilisation de la cymbale pour la folie.

Actuellement et depuis 1970, des chercheurs et des thérapeutes ont permis d'intégrer la musicothérapie dans plus de quatre cents centres de soins en France et de développer de nombreux centres de formation à ces techniques.

Les atouts

« La musique. Serait-elle un fluide mystérieux doué d'ubiquité ou un philtre magique que l'ouie absorbe pour le dispenser dans toutes les cellules et nous apporter l'évasion. »
Anne Bernard, *La Chèvre d'or*

La musicothérapie est une assistance centrée sur le sujet dans son rapport avec la communication. Elle trouve ses racines dans le monde sonore qui forme notre environnement : bruits, sons, voix, silence, souffle, musique, etc.

Elle met en jeu cette propriété de résonance pour mobiliser le corps, l'affectivité et les facultés intellectuelles dans une visée thérapeutique. Elle gère :

- ❑ Pour les enfants et adolescents, les troubles du développement et du comportement, le handicap sensoriel, l'hyperactivité, l'autisme, les crises de l'existence comme le divorce, les abus sexuels, le deuil, etc.
- ❑ Pour les adultes, le stress, la dépression, les maladies psychosomatiques, les traumatismes, les dépendances (alcool, drogue, somnifères…), l'oncologie, etc.

Les conditions d'écoute

La réceptivité du sujet doit être favorable. Un sujet détendu, ouvert, sera plus sensible aux sons et aux mélodies. La grandeur de la salle, son insonorisation, l'éclairage, la température ambiante et le matériel sonore sont encore des facteurs essentiels.

Chercheurs et compositeurs

Suivant les conseils d'un chercheur universitaire qui étudie les réactions émotionnelles et physiologiques à la musique, Gordon Gibson a composé une série d'enregistrements, « Music for your Health », qui a tenu tête aux meilleurs enregistrements instrumentaux en 1999. Ses principaux titres, *Natural Stress Relief, Natural Massage Therapy,* se sont vendus à plusieurs millions d'exemplaires.

Le type de son prescrit dépend de l'effet recherché. *Natural Massage Therapy* ou *Natural Sleep Inducement,* par exemple, induisent un état cérébral juste au-dessus du sommeil et proche des états procurés par certaines formes de méditation.

L'effet « classique »

Tandis que Mozart nous élève, Debussy accroît notre créativité, Brahms et Beethoven favorisent la lecture et Fauré demeure le compagnon idéal pour la méditation. Outre-Atlantique, les compilations *Chopin and Champagne* et *Rachmaninov for Romance,* sont apparues grâce à l'appui de la science. Des décennies de recherches ont permis d'associer la musique classique aux ralentissements du rythme cardiaque, aux fortifications de systèmes immunitaires et aux stimulations des processus de raisonnement.

La musicothérapie, un exemple

« À Dallas, une enfant de 12 ans qui souffre du syndrome rare Moya Moya fait des progrès remarquables dans sa récupération suite à deux crises cérébro-vasculaires. Il y a trois mois, l'enfant était incapable de tout mouvement ; grâce à la musicothérapie intensive, elle peut désormais jouer des instruments de percussion et même se redresser toute seule et tenir brièvement debout avec de l'assistance.

Musicothérapeute, Aileen Hummel a développé un programme du type Lamaze pour calmer et rythmer la respiration des patients en phase terminale du cancer des poumons : sa première patiente était en fait sa propre sœur.

Aileen Hummel intervient dans de nombreux cas semblables dans les hôpitaux et hospices de sa région. Elle a aussi participé au Centre Médical d'Enfants Cook à l'étude de l'utilisation de la musicothérapie pour atténuer les sensations douloureuses pré- et postopératoires chez les enfants souffrant de scoliose ou d'anémie à hématies falciformes. Tous les patients ont retiré un bénéfice de la thérapie, dit-elle, sauf quelques adolescents qui ont choisi du rock : les vibrations fortes des percussions en réduisent les bienfaits.

Ailleurs, la méthode Lamaze est utilisée lors des accouchements, mais la musicothérapie profite aussi aux bébés nés prématurément (les recherches de Jayne M. Standley de la Florida State University ont prouvé ses effets dans ce domaine).

Un des champs à très forte croissance de la musicothérapie est dans le système public d'éducation, où elle améliore les capacités d'apprentissage et de communication ainsi que les facultés motrices, surtout chez les enfants diversement handicapés. »

The Fort Worth Star-Telegram, 10/01/01

Le silence

Le déficit auditif et la surdité sont des témoignages alarmants des conséquences de notre environnement dont les niveaux sonores s'élèvent considérablement. Il en résulte encore divers désordres pathologiques. Le vrai silence, qui est l'absence totale de bruit et de sons perceptibles, n'existe plus !

La progression de l'usage d'antidépresseurs en est la preuve. Ces derniers permettent, au sujet perdu dans le bruit de son angoisse, au moins pour quelque temps, un recentrage et un silence intérieur. Mais ce remède, sournois pour l'équilibre faussement acquis, est nocif à la santé. Une simple méditation entraîne la création d'endorphines qui créent notre propre calmant. A l'équivalent d'une marche en forêt…

La valeur du silence est à redécouvrir. Il devient essentiel de notre harmonie. Soyez-y attentif, il est évocateur : léger, sourd, joyeux, aérien, épais, apaisant…

Le rythme

L'alternance du son et du silence engendre une dynamique, le rythme, la vie. Est-il possible d'imaginer ce que serait la vie sans cette alternance de sons et de silence ?

Le rythme est un mouvement périodique, régulier et cadencé. Il devient stressant lorsqu'il s'accélère, reposant lorsqu'il se tempère. Cette disposition de sons engendre, pour la personne qui la reçoit, une allure caractéristique.

Le silence demeure en instance entre les sons. Voilà pourquoi tant d'individus sont mal à l'aise en face du silence dès lors qu'ils sont en désaccord avec eux-mêmes. Ils cherchent à le combler, par exemple en allumant leur téléviseur, afin d'entendre un quelconque bruit de fond qui remplira ce qu'ils pensent être le vide.

Une perpétuelle et rapide succession de sons puissants et de silence, parfois nous épuise, tandis qu'un ensemble de sons mélodieux espacés de silence engendre l'harmonie.

Il est nécessaire, pour notre équilibre, de savoir retrouver le plaisir du silence. Cet espace vide devient alors la possibilité du bruit, du vivant. De là surgit la création. Et la création donne existence au bonheur...

La musique et le Feng Shui

Après avoir éliminé toutes les nuisances sonores de votre environnement, faites place à la musique ! Ses vibrations régénèrent le Ch'i. Les sons des gongs, des cloches, des carillons éoliens, favorisent pareillement le Ch'i ; ils ont le pouvoir de l'orienter, de le tonifier ou de l'adoucir…

LES PLANTES

« Dans le subconscient des Anciens, où naquirent tous les mythes, on ne pouvait croire que la plante et les fleurs ne fussent autre chose que l'apparence que les dieux voulaient bien nous en montrer. »
Jean de la Bosschère, *La fleur et son parfum*

Plus qu'une atmosphère

Parmi tous les autres instruments de votre décor, les plantes sont des organismes vivants ! Elles ont le pouvoir de régénérer l'atmosphère en transformant le gaz carbonique en hydrates de carbone et en oxygène et de réguler le degré hydrométrique de l'air.

C'est un fait réel : une habitation remplie de plantes luxuriantes évoque immédiatement la force et la vie ! Et le parfum des fleurs diffuse déjà l'odeur du bonheur.... Mais en plus de leurs qualités d'influence et esthétiques, les plantes nous offrent aussi un intérêt évident dans la tradition Feng Shui, puisqu'elles « coupent » les lignes droites qui nous menacent avec leurs courbes gracieuses en rompant la rigidité d'une « flèche » provocante. De plus, elles « absorbent » les émissions négatives des êtres angoissés, dépressifs, etc.

On ne place ni une plante, ni un bouquet dans une chambre à cause de leurs énergies qui délivrent des vibrations yang, ennemies d'un bon repos, mais, offertes à un malade, elles lui transmettront énergie et vitalité.

Les plantes vertes

- ❑ Les plantes aux feuilles pointues doivent être évitées, au risque de vous « agresser ». Placez les cactus à l'extérieur, ils y auront un rôle protecteur !

A l'intérieur, choisissez les plantes aux feuilles grasses et rondes, préférables à toutes les autres.

- Evitez le bonsaï qui représente une croissance interrompue.
- Il est préférable d'avoir une plante artificielle qu'une plante naturelle mal entretenue.

Les fleurs

- Les fleurs fraîchement coupées génèrent un excellent Ch'i. Mais une fleur qui se fane génère une mauvaise énergie. Toujours pour favoriser le Ch'i, changez chaque jour l'eau de vos vases.
- Les fleurs séchées sont mortes, donc sans énergie.
- Les fleurs artificielles engendrent une énergie yang, donc vivante.

Les plantes et la santé

« Voyez la plante, sa forme exprime les souvenirs vivants de toute l'évolution. »
Rudolf Steiner, *L'homme dans ses rapports avec les animaux et les esprits des éléments*

Pourquoi grand nombre d'entre nous souffrent-ils de mauvaise digestion, migraines, foie lent, engourdissements, problèmes d'intestins, troubles de la circulation, cholestérol, arthrite, etc. ? La cause principale en est l'intoxication par la nourriture ! Insecticides sur les légumes, pesticides, engrais chimiques, colorants, saveurs artificielles, agents de conservation, café, alcool, etc.

Les plantes, présentées en extraits, éliminent les toxines, en nettoyant notre foie, notre sang, nos reins et notre système digestif. Elles nous aident à rétablir le bon fonctionnement de notre organisme et améliorent notre état de santé.

La phytothérapie

La phytothérapie est une médecine dite douce. Des milliers de personnes recouvrent la santé et se maintiennent en forme grâce aux propriétés médicinales des plantes. L'utilisation de la phytothérapie exclut tout effet secondaire et désagréable associé habituellement à la médication de synthèse.

L'usage des plantes médicinales est millénaire et s'accorde en tout point avec le fonctionnement naturel de l'être humain. La phytothérapie d'aujourd'hui agit efficacement dans la plupart des problèmes de santé et prévient les phénomènes maladifs par une résistance renouvelée.

Le vrai, le faux

Hélas, la phytothérapie n'est pas un remède contre tous les maux. Il est évident qu'une tisane aux vertus hépatiques ne guérira pas une cirrhose du foie et qu'un insomniaque de longue date ne retrouvera pas un sommeil réparateur par la prise d'une décoction de valériane, parce que, dans ces deux cas, l'atteinte est profonde et ancienne et nécessite une réforme totale des habitudes préjudiciables.

En revanche, la phytothérapie est une médication d'autant plus efficace que l'organisme sur lequel elle agit est sain. Une bonne hygiène de vie, une alimentation saine, de l'activité physique, réduire au minimum les sources de stress et utiliser des remèdes naturels quand il y a lieu, fournissent un cocktail de bien-être et de santé dont on évalue chaque jour davantage l'étendue.

Depuis l'arrivée d'un probiotique conçu à partir d'une levure active à effet stimulant sur le système immunitaire et les désordres intestinaux, il devient possible maintenant de posséder une pharmacie complète au naturel.

La pharmacie

- L'AIL : en prévention contre l'athérosclérose et l'amélioration de la circulation sanguine. Il diminue les taux de cholestérol et de triglycérides sanguins, abaisse la tension et stimule les fonctions de reproduction en favorisant la formation des spermatozoïdes. En association avec le thym, c'est un bon vermifuge..
- L'ANIS : utilisé pour les troubles digestifs, soulager les flatulences, et comme diurétique léger. Excellent répulsif contre les insectes, en usage externe.
- L'ARTICHAUT : il évite la formation de calculs et a un effet bénéfique sur la vésicule biliaire. Régénérateur du système hépatique en cas d'ictère et de cirrhose. Il abaisse le taux de cholestérol et prévient l'artériosclérose.
- Le BAMBOU : il régénère les articulations, stimule le tissu osseux, reconstitue le cartilage en cas d'arthrose et protège de l'ostéoporose.
- Le CAFÉ VERT : il stimule l'activité intellectuelle et physique, il possède une action anti-migraineuse. Le café vert aide à la perte de poids, il tonifie et élimine les constituants polluants de notre organisme comme le tabagisme élevé ou la pollution atmosphérique.
- La CAROTTE : elle contient du bétacarotène qui se transforme en vitamine A dans notre organisme. Utilisée pour embellir la peau, la préparer au soleil, prévenir des allergies solaires. Elle augmente l'acuité vasculaire et améliore la vision crépusculaire.
- L'EUCALYPTUS : antiseptique, il est ingéré en cas de maladies respiratoires ou urinaires. C'est un fébrifuge, un balsamique et un stimulant.
- Le GINSENG : les Chinois certifient qu'il préserve la santé et, de ce fait, procure la longévité. Il a une

action tonique : son action stimulante a été prouvée pour l'homme. Il contient des acides aminés, de la vitamine E, C et B, du phosphore et du fer. Utilisé en cas de faiblesse, fatigue, manque de vitalité, mais aussi dans le traitement des troubles du stress et de la sénescence.

- Le NONI : c'est la plante aux mille vertus ! Asthme et allergies, problèmes de gorge et de bouche, problèmes pulmonaires, digestifs, menstruels, maux de tête, douleurs arthritiques, constipation, parasites, grippe, fatigue, fractures, etc.
- La PAPAYE : favorise la digestion, traite les pharyngites et les laryngites et, en usage externe, elle devient un anti-inflammatoire qui déloge la cellulite localisée.
- La PIVOINE OFFICINALE : pour traiter les crampes musculaires, l'asthme et l'épilepsie, contre les douleurs de la goutte.
- Le SOJA : il protège le cœur et les artères et réduit le mauvais cholestérol. Très riche en protéines, en vitamines B9, E, en fer, en calcium, potassium et en fibres. Il aide à la perte de poids.
- Le THÉ VERT : il diminue les risques de cancer du pancréas, du côlon et du rectum. Il aide encore à neutraliser la formation de radicaux libres.
- La VALÉRIANE : très utilisée comme somnifère naturel, elle règle les troubles nerveux, l'insomnie et les problèmes liés à la nervosité.

Bien que ces soins ou cette prévention soient naturels, il est important de consulter un phytothérapeute. C'est un conseiller spécialisé dans le choix d'une médication vraiment appropriée pour chaque cas.

Une note d'humour…

Erma Bombeck, *journaliste américaine,* écrivait : « N'allez jamais consulter un médecin dont les plantes de bureau sont mortes. »

Le baume du Tigre

Pour les Chinois, la plus grande cause des maladies est le vent. « L'huile du vent » ou baume du Tigre, devient alors un remède efficace lorsqu'il est passé sur la peau, en frottant autour du nez et du nombril.

L'ALIMENTATION

« Que ton aliment soit ta seule médecine ! »
Hippocrate

Une société de consommation

Le meilleur moyen de rester en forme est d'adopter un mode de vie sain. Bien évidemment, rester en forme passe aussi par l'alimentation. Nous connaissons tous au moins quelques règles d'hygiène nutritive pour se sustenter sainement, mais aujourd'hui, le marché alimentaire nous propose des aliments qui se conservent, des plats préparés, des cuissons rapides, facilitant tous ceux et celles qui travaillent. Il est difficile d'y résister ! Et nous oublions facilement que l'idéal reste de préparer des plats à base d'aliments pour consommation immédiate.

Une bonne base

Protéger sa santé, c'est aussi faire le pont entre ses goûts, les saveurs et les meilleurs choix au menu. Adopter les aliments nutritifs sur une base de menu équilibré contribuera à sauvegarder son poids et son cœur. En sélectionnant les aliments, on est certain de diminuer les risques de développer certaines formes de cancer, le diabète et l'hypertension.

Un schéma à suivre

Vous prenez fréquemment vos repas à l'extérieur, là où il est difficile de faire « comme à la maison » ? Il n'est pourtant pas impossible de réduire les risques alimentaires que vous pourriez y rencontrer. Quelques précautions, toutefois, s'imposent.

LES POTAGES

- ❑ À base de légumes, ils apportent les antioxydants très importants dans la prévention de certaines maladies.
- ❑ À base de lait : il est nécessaire que celui-ci soit allégé en matières grasses afin d'éviter l'absorption de mauvaises graisses saturées. Le lait reste une source de calcium, élément déficient dans l'alimentation de la majorité des adultes.

LES ENTRÉES

- ❑ Évitez les charcuteries, nous en connaissons tous les méfaits !
- ❑ Les salades et crudités devront être servies avec une sauce allégée ou un simple filet de citron. Il est judicieux de servir la vinaigrette à part.

LE PLAT PRINCIPAL

- ❑ Oubliez les aliments frits, riches en calories et en mauvaises graisses.
- ❑ Préférez les volailles sans peau, les viandes maigres grillées au four ou cuites sans matières grasses.
- ❑ Diminuez votre ration de viande.
- ❑ Augmentez votre quantité de légumes et de féculents.

LE FROMAGE

- ❑ Fromage ou dessert – mais pas les deux au cours du même repas.
- ❑ Riches en calcium, en phosphore, en vitamines B2, B12 et D, en lipides, sels minéraux et protéines variables, faites votre choix parmi ceux qui comportent le moins de matières grasses.
- ❑ Ne pas en consommer plus de 30 grammes par jour.
- ❑ Il vaut mieux éviter d'associer le fromage au beurre ou à la margarine.

- Il est déconseillé de les associer à la viande et aux œufs au cours d'un même repas.

Les desserts

- Le meilleur dessert reste le fruit frais.
- La salade de fruits contient de bons antioxydants.
- Si vous « craquez » pour un dessert, partagez-le avec quelqu'un d'autre.

Il est conseillé de manger suffisamment afin de ne pas ressentir la faim quelques heures après le repas.

Les boissons

- L'alcool est néfaste à la santé.
- Assurez-vous que vous buvez un « vrai » jus de fruits.
- L'eau reste le meilleur des breuvages qui hydrate et régularise l'appétit.

Le pain

- Préférez le pain complet pour accompagner votre repas. Il contient davantage de magnésium, de calcium et de fibres que le pain blanc.
- Mangez votre pain sans ajouter de beurre.

Le café

- Le café possède des vertus digestives. La caféine favorise l'utilisation des acides gras qui permettent d'économiser les réserves musculaires de glycogène, et donc de ralentir l'apparition de la fatigue. Si l'on veut éviter les effets négatifs du café sur le système cardio-vasculaire, il ne faut pas en boire plus de trois ou quatre tasses par jour.
- Pour faire un « noisette », demandez du lait en remplacement de la crème… comme pour tous vos breuvages chauds.

En général

« Dieu a fait l'aliment ; le diable, l'assaisonnement. »
James Joyce, *Ulysse*

Manger doit être aussi une fête ! On se nourrit aussi avec les sens. Optez pour des ingrédients et modes de cuisson qui font honneur aux arômes, aux couleurs, aux saveurs, aux textures, et ce, avec moins de gras.

Savourez ou préparez des aliments frais « au naturel ». Goûtez la variété : nous avons trop souvent tendance à répéter les mêmes recettes et à choisir les mêmes mets.

Et finalement, prenez plaisir à faire de l'exercice régulièrement pour maintenir un bon équilibre poids-santé.

La modération

« La modération est un fil de soie qui relie toutes les perles de la vertu. »
Joseph Hall, *Select thoughts*

Le secret d'une alimentation saine réside dans la modération. Manger avec modération, c'est accepter les aliments comme étant sources de plaisirs et de vie. Respecter son propre seuil de satisfaction en ajustant celui de la mesure, aura un impact considérable sur notre qualité de vie, en termes de saveur, de santé et de bonheur !

Le produit Bio

Un produit issu de l'agriculture biologique est soit un produit agricole, soit une denrée alimentaire. Afin de mériter cette dénomination, il doit résulter d'un mode de production agricole exempt de produits chimiques de synthèse.

Les agriculteurs biologiques recourent au recyclage des matières organiques naturelles et à la rotation des cultures. Celles-ci visent à respecter l'équilibre des organismes vivants qui peuplent le sol (bactéries, vers de terre, etc.). L'agriculture biologique attache une importance particulière à l'environnement, condition sine qua non de la prévention d'une terre en bonne santé. Le produit de l'agriculture biologique se présente donc comme une alimentation de qualité.

Un choix commun

Au sein de l'Union Européenne, la réglementation communautaire s'applique aux produits agricoles végétaux non transformés tels que céréales, légumes, fruits, légumineuses, etc. Elle concerne également les produits destinés à l'alimentation humaine, composés essentiellement d'un ou plusieurs ingrédients d'origine végétale, comme le pain, les biscuits, etc. Pour être reconnus comme tels, ces produits doivent faire référence explicitement, lors de leur commercialisation, au mode de production biologique. Les produits animaux (viandes, produits laitiers, œufs...) ne sont pas encore concernés par cette réglementation communautaire, du moins tant que leurs principes de production et leurs règles de contrôle n'ont pas été introduits dans le règlement. Ils sont cependant régis par la réglementation nationale (Loi de 1980 et son décret d'application de 1996). Ainsi, actuellement, douze cahiers des charges ont été homologués. Ils concernent le lait et les produits laitiers des espèces bovine, ovine et caprine, les volailles, les œufs, le porc, le miel et les viandes herbivores : vaches nourricières, jeunes et gros bovins de boucherie, veaux de boucherie, ovins, lapins, et la transformation de la viande de porc.

Le sommeil

« On ne dort pas pour dormir, mais pour agir. »
Georg Christoph Lichtenberg. *Aphorismes*

A propos du sommeil

C'est bien connu : « Comme on fait son lit, on se couche » ! Bien dormir n'est pas un luxe. Le sommeil profond permet au corps de restaurer les multiples micro-traumatismes de la journée. Le sommeil lent et profond permet le développement corporel, la synthèse protéique et la réparation des tissus.

Le sommeil occupe le tiers de notre vie : estimons qu'à 60 ans, nous avons dormi 20 ans ! Il est essentiel à la récupération de nos forces, aussi bien physiques que psychiques. Pour certains, il est considéré comme une perte de temps ; on l'empêche en prenant des excitants pour faire face à un emploi du temps surchargé, puis on le favorise ensuite, la plupart du temps avec des remèdes nuisant à notre santé. Bilan : il n'a plus aucun rôle réparateur !

Dormir, en somme…

Mieux connaître son sommeil permet de le qualifier afin de le quantifier… pour en obtenir une qualité. Chaque individu a besoin d'un temps de sommeil qui lui est propre. Il est dit que la durée de sommeil est en général de 8 heures mais il y a de « grands dormeurs » et de « petits dormeurs » avec leurs besoins différents.

Dans une journée, il y a deux phases où l'organisme a une tendance naturelle à l'endormissement : de minuit à sept heures du matin et entre quatorze et seize heures. Se priver de sommeil génère une « dette » qui s'accroît jusqu'à ce qu'un sommeil suffisant soit obtenu. La somnolence naît d'une dette de sommeil. A part le sommeil, aucune autre solution ne peut supprimer cet arriéré et doter l'être humain d'une vigilance normale.

Une somnolence excessive entraîne, dans la journée, de fâcheuses conséquences. Endormissement au volant ou au travail, baisse de performances au travail ou à l'école, troubles psychologiques et relationnels, familiaux ou sociaux.

Il ne faut pas considérer le sommeil comme une interruption d'activité : c'est, au contraire, une autre forme d'activité de l'organisme. Il reste indispensable à la récupération de la fatigue physique et nerveuse et, de surcroît, essentiel pour la croissance et la maturation du système nerveux chez l'enfant.

Le sommeil normal

Le sommeil se divise en sommeil paradoxal et en sommeil lent. Le sommeil paradoxal correspond à 25 % de la nuit de sommeil, le sommeil lent à 75 %. Le sommeil paradoxal crée un rythme dans le repos. Il apparaît toutes les 90 minutes. Il détermine les cycles de sommeil, au nombre de quatre à cinq par nuit.

Le sommeil paradoxal

Lors du sommeil paradoxal, seuls les muscles respiratoires et les muscles oculomoteurs, animés de mouvements rapides comme au cours de l'éveil, continuent de fonctionner. Les muscles antigravitaires n'ont plus aucune énergie.

Le sommeil lent

Le sommeil lent, à ondes lentes, comprend quatre stades cohérents. Les deux premiers stades constituent le sommeil léger, les deux suivants, le sommeil profond. Le sommeil lent profond apparaît surtout en première partie de nuit.

L'importance de l'éveil

La plupart des insomnies ont pour origine une perturbation de l'éveil. Une stimulation trop forte du système de l'éveil empêche le sommeil. Les recherches faites sur les mécanismes du sommeil confirment que ce qui se passe au cours de la période d'éveil détermine l'endormissement et la qualité du sommeil de la nuit suivante.

Il a été observé que la plupart des insomnies sont améliorées par une information simple sur le déroulement d'une nuit de sommeil et l'influence de l'éveil. Effectivement, le sommeil est un bon indicateur de l'état de santé d'un individu et de ses relations avec son entourage.

L'enfant

Les troubles du sommeil, chez l'enfant, sont le plus souvent temporaires. Lorsqu'il ne dort pas, ou ne s'endort pas, la cause est en général liée à une inadéquation entre le rythme imposé par les parents et les besoins de l'enfant. La dramatisation qui découle de ces troubles, amplifiée par l'angoisse des parents, suffit à faire perdurer le symptôme. Il ne faut pas oublier que l'hormone de croissance est sécrétée durant cette phase de sommeil. L'enfant a besoin de son sommeil pour grandir. A la puberté, les hormones sexuelles sont sécrétées en sommeil lent profond, permettant ainsi la maturation sexuelle.

La télé avant le coucher

La télévision est nuisible au temps de sommeil. Se coucher tard en semaine pour voir le feuilleton ou se lever tôt pour voir les dessins animés le week-end, devient pour l'enfant une course contre la montre et… contre le sommeil !

Le coucher se produit trop souvent après une excitation intense : agressions des sonorités, des mouvements et de la rapidité des brefs éclairs lumineux des émissions télévisées, sollicitations répétées et énervées des parents. De plus, l'identification aux personnages des feuilletons violents perturbe son sommeil et ses rêves.

Le pouvoir hypnotique de la télévision entraîne une certaine apathie physique et intellectuelle en cours de journée. L'inertie et le grignotage devant le petit écran ont un effet nocif sur le sommeil.

S'endormir hors du lit

L'enfant a besoin de l'intimité, du confort, de la sécurité du lit pour bien commencer sa nuit. De plus, il doit bénéficier d'une ambiance préparatoire au sommeil, loin des lumières agressives, loin du bruit de la télévision et des conversations de son entourage.

Si l'on ne tient pas compte du besoin de sommeil de l'enfant et si l'on ne parvient pas à lui fixer des règles, il s'endormira facilement en dehors de son lit. L'enfant, lui, est incapable de percevoir les signes de fatigue qui devraient l'amener au lit ; il préfère s'endormir n'importe où entouré des siens, puisque la nuit l'insécurise…

Attention, un enfant réveillé lors du transfert dans son lit éprouve des difficultés à se rendormir. Si l'événement se reproduit trop souvent, il assimilera difficilement l'idée de ne dormir que dans son lit. Le déplacer crée une confusion dans son esprit ; il se réveillera alors en pleine nuit.

Le rituel du coucher

Un enfant, pour s'endormir, doit se sentir en sécurité ; et cette sécurité passe par un certain rituel, comme la lecture, la petite musique et le câlin, entre autres. Sa sécurité, c'est encore retrouver son décor familier et rassurant, peut-être avec une veilleuse ou la porte entrouverte ou avoir contre lui ou dans ses bras, un mouchoir, un nounours… Voici un moment privilégié pour la confidence, l'échange d'affection, doux moment de calme et d'intimité que le parent doit partager avec son enfant.

LA CHAMBRE À COUCHER

« Quand tu as refermé la porte de ta chambre et éteint la lumière, veille à ne jamais prétendre que tu es seul ; car Dieu est avec toi. »
Epictète, *philosophe stoïcien*

L'aménagement

La chambre à coucher : voici l'espace le plus important d'une habitation. Nous y passons donc en moyenne un tiers de notre vie, nous nous y reposons de notre fatigue et de notre stress, nous y dormons pour recharger nos batteries et nous y vivons aussi notre intimité. Il est donc important que son aménagement soit favorable.

Le Ch'i qui y circule est important. Lors de l'agencement d'une chambre à coucher, il est nécessaire de laisser un certain espace près de l'entrée et d'éviter de surcharger cet espace de trop de meubles pour que le Ch'i puisse circuler. Pour l'équilibre des énergies, le lit doit être éloigné de la porte. Ayez assez d'armoires ou de placards répartis sur un mur ou encastrés afin de garder tous vos vêtements hors de la vue.

Rappelez-vous que les angles aigus sont des flèches empoisonnées. Les meubles d'une chambre doivent donc avoir des angles plus ou moins arrondis. Surtout, aucun angle saillant pointé en direction du lit ; si une autre disposition est impossible, « étouffez » la flèche qui tue par un quelconque objet décoratif ou déplacez le lit.

La lumière

Aucune lumière au plafond ; elles sont néfastes à la santé ! Préférez des appliques murales ou des lampes sur les meubles. Les sources lumineuses dans une chambre doivent être douces, voire tamisées. Les spots puissants sont à proscrire et les abat-jour conseillés. Les néons sont néfastes, remplacez-les par des lampes à incandescence.

Le décor

Du sol au plafond, en passant par les tentures, les tons doux sont recommandés. Évitez les couleurs éclatantes qui n'encouragent pas le repos. Quelques galets arrondis dans une coupelle en verre transparent le favoriseront. Un lit en bois serait le meilleur choix. Pas de métal qui perturberait le Ch'i.

En forme de « L »

Une chambre en forme de « L », telle une forme trop angulaire ou « cassée », est déconseillée. Elle donne l'apparence d'un secteur manquant au Pa Kua. Si vous n'avez pas le choix, dormez dans l'espace le plus petit. Si la chambre ressemble à un revolver, vous « maîtriserez » mieux votre sommeil en plaçant votre lit « sur » la crosse... Si le lit est grand, à deux places, dormez dans le plus grand espace, en créant l'illusion, grâce à une glace murale, d'agrandissement de la plus petite partie. Veillez toutefois à ne pas fixer le miroir face au lit ! Ses énergies trop fortes perturberaient votre sommeil et risqueraient des discordes entre époux. Mais il est encore possible d'agrandir visuellement la petite surface avec une cloison, un paravent ; jamais avec une étagère qui est comparée, dans la tradition Feng Shui, à des couteaux symboliques.

L'emplacement

Le meilleur emplacement d'une chambre à coucher pour adulte reste le secteur K'ouen, sud-ouest, qui favorise la vie amoureuse et sexuelle, situation idéale pour un couple.

Une chambre à coucher pour enfant, placée dans les secteurs est et ouest, favorisera leur santé ou leur créativité. Pour l'étudiant, le secteur nord-est lui sera plus favorable pour ses études.

Si la chambre fait face à la porte d'entrée de l'habitation ou encore, si elle est placée au bout d'un long couloir, le sommeil sera médiocre puisque le Ch'i, s'engouffrant dans l'une de ces deux voies, s'y présentera trop puissamment. Si vous ne pouvez réorienter votre porte de chambre, placez, dans l'enfilade de la porte d'entrée ou du couloir, une table ou une console ronde. Sinon, fixez sur la porte de la chambre et à hauteur d'homme, un petit miroir carré de 20 cm de côté environ.

Une chambre se trouvant face à l'entrée de la cuisine, de la salle de bains ou des toilettes présente d'autres inconvénients d'après les règles du Feng Shui. S'il est impossible de déplacer l'une des portes, disposez une plante verte à l'entrée de la pièce « dérangeante ».

Si cela semble pourtant confortable, il n'est jamais bon d'avoir une chambre communiquant directement avec une salle de bains ou avec des toilettes. Si tel est le cas, il faudrait veiller à ce que la porte communicante soit constamment fermée, parfaitement isolante, avec des joints et une plinthe bien hermétiques.

Il est nécessaire d'installer des rideaux épais et de les tirer pour parfaire notre temps de sommeil. Les fenêtres doivent avoir une bonne isolation phonique.

Un endroit clos

Lorsque nous sommes endormis, nous sommes vulnérables. Si notre temps de sommeil et sa qualité doivent toujours être perturbés, notre santé en subira les effets destructeurs. C'est pourquoi notre chambre doit rester un havre de paix où le risque d'intrusion est minimal. Un espace protégé par une porte est idéal. Sinon, nous devons cloisonner notre espace de sommeil avec une cloison mobile, un paravent ou un rideau.

Chambre à part

Avoir son propre espace de sommeil et d'intimité est, d'après les règles du Feng Shui, une condition *sine qua non* ; et, dans la mesure du possible, il est préférable d'éviter de dormir dans une pièce commune.

La position du lit

« Le lit, c'est presque un livre. On se glisse entre les draps comme entre deux pages et on devient soi-même une belle histoire. »
Jacqueline Mabit, *Les hommes ont un passé*

Où le mettre ?

- Pour des raisons inconscientes d'insécurité, le lit ne doit pas se trouver entre une fenêtre et une porte ; non plus être directement sous une fenêtre. S'il ne peut en être autrement, il faut tirer les rideaux ou fermer la fenêtre lorsque le lit est utilisé. Il est déconseillé de placer le lit au milieu de la chambre. La tête du lit doit être ajustée contre un mur ; si, encore une fois, cette solution n'est pas réalisable, installez derrière la tête du lit une cloison mobile, un paravent ou un rideau. Cette disposition vous procurera un sentiment de sécurité. Rappelez-vous que lorsque nous dormons, nous avons besoin d'éprouver, de manière consciente ou non, ces sensations de tranquillité, de confiance et de bien-être. Si la tête du lit est à découvert, votre inconscient demeurera continuellement en alerte, épuisant votre système nerveux. L'emplacement du lit, dans une chambre, est de la plus grande importance d'après les règles du Feng Shui. Parmi les impératifs à prendre en compte, il est essentiel de considérer l'emplacement des portes et des fenêtres de la chambre.
- N'installez pas le lit directement face à la porte de la chambre : vous seriez trop exposé à l'énergie entrante. Disposez-le plus en retrait, plus en oblique.
- Une fois allongé, vous devez apercevoir la porte de la chambre afin de pouvoir immédiatement repérer

le possible arrivant inopportun. Il n'est donc pas judicieux de disposer la tête de votre lit contre le mur attenant à la porte : vous ne pourriez voir qui s'engage dans votre espace privé avant que celui-ci n'ait pénétré à l'intérieur.

➪ L'emplacement adéquat du lit se trouve en dehors du passage d'arrivée de l'énergie circulante et celui qui vous permet de visualiser facilement la porte. C'est généralement l'endroit le plus éloigné de l'entrée, en diagonale.

➪ Les commodes trouveront leur emplacement idéal sur le côté droit de votre lit ; les meubles plus hauts et les penderies gagnent à être placés sur le côté gauche de votre lit. En revanche, laissez un grand espace disponible au pied de votre lit.

➪ Pas de tiroirs de rangement ou autres objets sous le lit. Cet emplacement n'est pas un fourre-tout. Il doit être réservé à la circulation du Ch'i qui favorisera votre sommeil. Cette pratique est déconseillée par le Feng Shui. Ne dormez jamais, donc, avec un matelas directement posé sur le sol : une hauteur minimum de 20 cm d'espacement est recommandée.

Comment ?

D'après la grille du Pa Kua, il existe une orientation optimale du lit pour chacun de nous, celle qui est susceptible de nous procurer un excellent sommeil réparateur. Si la direction nord est idéale pour mettre la tête du lit d'un individu, c'est la direction sud-est qui s'avère être la meilleure pour un autre. Cela dépend de notre propre nombre Kua que l'on peut calculer au chapitre *La numérologie* en 4e partie de cet ouvrage, *Les outils du bien-être.*

Par exemple, si votre nombre Kua est 4, il est bon d'orienter la tête de votre lit dans la direction sud-est – toujours selon les directions de la boussole chinoise, bien entendu ! Si votre nombre Kua est 9, orientez-la vers le sud.

Rappel :

Si votre nombre Kua est **1**, placez la tête de votre lit au **nord**
Si votre nombre Kua est **2**, placez la tête de votre lit au **sud-ouest**
Si votre nombre Kua est **3**, placez la tête de votre lit à l'**est**
Si votre nombre Kua est **4**, placez la tête de votre lit au **sud-est**
Si votre nombre Kua est **6**, placez la tête de votre lit au **nord-ouest**
Si votre nombre Kua est **7**, placez la tête de votre lit à l'**ouest**
Si votre nombre Kua est **8**, placez la tête de votre lit au **nord-est**
Si votre nombre Kua est **9**, placez la tête de votre lit au **sud**

Lorsqu'un couple à nombres Kua différents fait lit commun, pour trouver la direction idéale, on choisira celle qui convient à la personne qui a le plus besoin de profiter d'un bon sommeil.

Le confort du lit

« Le lit, c'est là où commence et finit l'humanité, c'est là où l'on s'aime, où l'on souffre, où l'on refait sa force et où l'on meurt. »
Reine Malloin, *Cet ailleurs qui respire*

Idéalement, un lit doit être très stable : il ne doit pas bouger lorsque vous remuez ou vous retournez. Et il ne doit pas grincer. Préférez un matelas avec alvéoles, pas trop mou, plutôt ferme. Parez votre couchage de matières naturelles : draps, couvertures, etc.

LE MODE DE VIE

Le manque d'harmonie engendre des troubles qui entraînent des émotions modifiant la respiration, les sécrétions glandulaires et la circulation sanguine, entre autres. Alors, harmonie intérieure ou extérieure, celle-ci suscitera votre bonne humeur et renforcera votre organisme.

Bien vivre ou, mieux encore, vivre bien, c'est aussi s'accomplir ! La qualité de vie s'obtient en rompant avec ses habitudes négatives et en améliorant ses conditions de vie.

La bonne cadence

« Tous les jours de la semaine se ressemblent. Sauf le dimanche : le rythme est plus lent, on récure les corps et les esprits. »
Jacques Renaud. *En d'autres paysages*

Etre du matin ou être du soir : nous avons tous un rythme biologique qui nous appartient ! Afin de ne pas contrarier notre équilibre intérieur, il devient donc nécessaire d'écouter son propre tempo et de s'y adapter. Concrètement, s'adapter, c'est travailler au moment où l'on se sent le plus efficace et se reposer dès que l'on ressent un début de fatigue… C'est encore se lever et se coucher tôt si l'on est du matin, et dans la mesure du possible se lever et se coucher tard si l'on est du soir…

Eviter les contraintes

La technique présente quelques avantages : ceux de nous libérer des tâches ménagères par exemple ! Le lave-vaisselle en est un modèle parfait. Ce qui nous stresse devrait nous être épargné.

Remettre au lendemain ce que nous pouvons faire le jour même offre un avantage certain, pourrions-nous croire ! Mais c'est faux, puisque, dans l'instant, nous négligeons des contraintes que nous retrouverons – dans les dernières dates limites du faisable – et que nous accomplirons dans le stress, la culpabilité et parfois la colère (contre soi-même). Il est donc souhaitable d'établir, dans tous les domaines de notre vie, des priorités réalistes.

Etre bien dans sa maison

Le soutien que nous apporte notre environnement n'est pas négligeable ! Il est même essentiel. Notre habitation reflète, certes, notre caractère, mais il est bon de noter que vivre dans un capharnaüm complet engendre instabilité, incohérence, difficulté de s'assumer, d'endosser les règles de vie et de société et, dans la plupart des cas, échec des projets, déséquilibre et déstabilisation de l'organisme.

Mais vivre dans une habitation aérée, plaisante, fleurie, lumineuse et ordonnée, agrémentée de senteurs, de couleurs, de matériaux naturels, d'objets d'art ou décoratifs, etc., cultivera l'optimisme et la confiance en soi, en évacuant le stress, le pessimisme et la dépression.

La respiration

Frontière naturelle entre l'homme et son environnement, le poumon est une importante surface d'échange avec l'extérieur. L'état de l'appareil respiratoire est donc très lié à la qualité de l'air inhalé et à ses capacités de défense.

L'appareil respiratoire gère :

- ❑ Les échanges gazeux ; c'est son rôle le plus important permettant l'échange de gaz entre le milieu extérieur et les cellules de l'organisme, l'entrée de l'oxygène et la sortie du gaz carbonique,
- ❑ L'épuration ; elle assure la bonne qualité de l'air arrivant dans l'alvéole pulmonaire en éliminant les nombreux aérocontaminants souvent toxiques qui polluent l'air inhalé.

Une respiration lente et rythmée régularise le rythme cardiaque et galvanise le métabolisme général : la circulation s'active, les organes sont mieux irrigués et leurs fonctions davantage stimulées. Le cerveau reçoit plus d'oxygène et d'énergie, la mémoire se renforce et la concentration s'améliore. Une respiration lente et rythmée engendre l'équilibre intérieur, le calme et l'assurance. Les sentiments d'anxiété, d'agitation, d'insomnie, le manque d'assurance, la peur naissent d'une respiration superficielle.

Une respiration superficielle est courte et rapide. Le sang ne reçoit pas assez d'oxygène et d'énergie pour se renouveler. Il est nécessaire de savoir respirer à un rythme régulier et d'utiliser entièrement le volume pulmonaire. En devenant maître de notre respiration, nous dominons notre système cardiaque et notre système nerveux.

LA RESPIRATION DU DRAGON

Dans la tradition chinoise et Feng Shui, nous retrouvons des exercices de santé en analogie avec les animaux célestes : le Dragon, la Tortue, le Phénix, etc. Celui du Dragon concerne essentiellement une technique respiratoire stimulante.

➪ Face à l'est, debout et immobile, identifiez-vous au dragon. Vos genoux doivent être légèrement pliés, votre colonne vertébrale droite, votre coccyx rentré, et vos deux mains tiennent votre nombril.
➪ Placez votre main gauche sur votre estomac, la main droite devant venir ensuite recouvrir votre main gauche. Inspirez par les narines très lentement en suivant le souffle qui pénètre en vous.
➪ Votre estomac se dilate, se gonfle et se tend.
➪ Allez au bout de votre inspiration avant de vous incliner de 20° environ, puis expirez jusqu'à ce que votre estomac se vide totalement.
➪ Redressez-vous.
➪ Poursuivez cet exercice neuf fois de suite, toujours de façon très détendue et sans tension.

D'autres exercices respiratoires sont préconisés pour la relaxation ; ils sont nécessaires pour se détendre face à l'ordinateur, lors d'un voyage en avion, etc.

La marche

« Marcher vraiment, c'est aller au rythme de la fleur qui s'ouvre. »
Michel Jourdan

La marche est l'exercice le plus naturel qui soit. C'est le meilleur antidote contre les maux reliés à l'inactivité car elle entretient la souplesse sans imposer d'effort violent.

Marcher d'un pas vif oblige le cœur à travailler davantage pour oxygéner suffisamment les muscles. Cet effort supplémentaire accroît la force de ses contractions et permet au cœur de battre plus lentement que celui d'une personne sédentaire. L'activité favorise l'augmentation du taux de « bon cholestérol », celui-ci ne s'accumule pas sur les parois des artères et empêche l'accumulation du

« mauvais cholestérol ». La marche est si bénéfique que les cardiologues la préfèrent à tout autre exercice.

Notre système nerveux est surexcité par les tracas de la vie quotidienne. Notre rythme cardiaque s'accroît et notre tension aussi bien musculaire qu'artérielle augmente. Or, l'exercice physique est aussi un remède contre le stress, mais tout dépend des conditions de sa pratique... Par exemple, si vous marchez rapidement pendant un quart d'heure parce que vous êtes en retard, vous accroissez votre stress. Pratiquée dans un espace vert, à la même allure, avec pour seul but d'améliorer votre santé ou de réaliser une performance, la marche réduit alors votre stress.

Avec l'âge, dès que l'on atteint 30 ans, la masse musculaire fond. Aussi, en marchant régulièrement d'un bon pas et en balançant énergiquement les bras, nous renforçons les muscles des épaules, des bras, du dos, de l'abdomen, des cuisses et des jambes.

La relaxation

Sans aucune relaxation, notre mental et notre corps ne pourraient survivre puisque, toujours sous l'effet du stress, il en résulterait des effets néfastes pour notre santé !

Au quotidien, quelques règles s'imposent, comme déjeuner au calme, travailler sur un espace de travail net, désamorcer les conflits ou s'en détourner, sourire, faire des pauses détente, etc.

La « relaxation minute », introduite depuis peu en exercice au bureau ou préconisée lors d'autres moments de fatigue, permet un relâchement qui apaise les tensions.

La relaxation thérapeutique, elle, est considérée comme une technique d'approfondissement du relâchement naturel qui soulage la plupart des maux quotidiens. Elle touche le corps, apaise les tensions musculaires, articulaires, respiratoires et autres, autant que l'esprit, déréglé par le défilement perpétuel des pensées, ses anticipations inopportunes, etc.

De la même manière qu'il est possible de s'intéresser à l'esprit pour apaiser le corps, on peut travailler sur le bien-être du corps pour tranquilliser l'esprit. C'est cette seconde démarche que privilégient les méthodes de relaxation ou de massage.

Il existe cinq catégories de tensions corporelles :

- ❑ Les tensions des muscles striés provoquent une augmentation locale ou générale du tonus musculaire, entraînent une consommation excessive d'énergie et perturbent l'équilibre physiologique du corps.
- ❑ Les tensions articulaires restreignent la mobilité des articulations et en conséquence le mouvement global du corps, interdisant certaines postures et limitant la liberté de l'individu.
- ❑ Les tensions au niveau vasculaire ralentissent la circulation du sang et amoindrissent l'irrigation et le drainage du corps.
- ❑ Les tensions des muscles lisses, comme le cœur et le diaphragme notamment, gênent la circulation et la respiration.
- ❑ Les tensions peuvent enfin concerner l'appareil digestif, perturbant l'assimilation des aliments.

Les techniques de relaxation s'attachent à chacune de ces tensions ; voici les plus courantes :

- ❑ Le TRAINING AUTOGÈNE permet de distinguer ces tensions et de les relâcher. Bien maîtrisé, il nous fait accéder à l'état de relaxation profonde.

- La RELAXATION PROGRESSIVE s'intéresse au réflexe contraction-décontraction. Elle permet d'identifier et de relâcher toute tension musculaire superflue.
- Les VISUALISATIONS approfondissent la relaxation mentale qui découle de la relaxation physique. Elles engendrent un désamorçage des stratégies d'échecs que chacun met en place inconsciemment, afin de les remplacer par une logique positive.
- La SOPHROLOGIE est une méthode de relaxation très structurée qui regroupe un certain nombre des principes évoqués ci-dessus. Elle se pratique autant dans la passivité que dans la dynamique, selon les effets que l'on souhaite obtenir.

La relaxation nous permet de profiter à fond de l'existence et nous offre une maîtrise affinée du corps avec une conscience plus juste de l'équilibre.

Les massages

Le toucher ! Voici un langage naturel que nous pouvons utiliser pour guérir ou rassurer, pour soulager la douleur ou dissiper la tension. Le massage nous offre l'occasion de nous détendre et de nous réorienter. En Orient, et depuis des millénaires, le massage qui associe le corps et l'esprit occupe une place importante.

Les courbatures et les douleurs sont un lot quotidien, et, bien souvent, après avoir bénéficié d'un massage, nous prenons conscience de la tension de nos muscles et de la quantité d'énergie absorbée et bloquée par cette tension.

Ce « langage » du toucher est l'un des premiers sens à se développer. Quand nous sommes bébés, c'est d'abord avec notre sens tactile que nous découvrons le monde. Les caresses de nos parents sont capitales pour la croissance. Si notre besoin de toucher et d'être touché est satisfait, nous grandissons sainement, mais s'il est inhibé, notre développement en souffre. Le toucher, dans notre petite enfance, nous aide à construire une image positive de nous-mêmes et nourrit intérieurement le sentiment d'être acceptés et aimés.

Les massages thérapeutiques apaisent stress et tensions musculaires, développent nos propres pouvoirs de guérison, mettent à distance des soucis, éliminent maux de tête et maux de dos, accroissent notre ressenti et notre sensibilité et nous soutiennent face aux pressions du quotidien.

Les massages de détente, le drainage lymphatique et la réflexologie diffèrent considérablement dans leurs effets et leur mode d'application. Cependant, ils mettent tous les trois en jeu la capacité de régénération du corps, et développent la capacité d'autoguérison que possède chaque individu.

- ❑ Le MASSAGE NEUROMUSCULAIRE est utilisé pour dissoudre les blocages articulaires ou musculaires en cas de tension, de torticolis, de sciatique. C'est un massage en profondeur. Il s'effectue sans brusquerie ni manipulation et est très efficace.
- ❑ La RÉFLEXOLOGIE emploie des techniques digitales spéciales pour travailler sur de petites zones réflexes des pieds ou des mains. Ces zones sont en rapport avec les différentes parties du corps. La réflexologie détend, et c'est là son principal avantage. En réduisant la tension, on améliore également la circulation sanguine, le fonctionnement des nerfs et l'on rétablit l'équilibre de toutes les fonctions corporelles. Etant donné que la plupart des maladies actuelles proviennent des tensions et du stress, la réflexologie apporte des améliorations.
- ❑ Le DRAINAGE LYMPHATIQUE est une technique de massage douce et lente. Elle se pratique sur différentes zones du corps correspondant aux ganglions

lymphatiques. Elle stimule la circulation lymphatique, renforce le système immunitaire, élimine les toxines, rétablit l'équilibre des liquides du corps et régénère les tissus. C'est une technique de santé préventive et curative qui a des effets psychologiques ; le thérapeute draine la lymphe, mais également les idées stagnantes, les limitations, les peurs…

Le sport

« Les sports ont fait fleurir toutes les qualités qui servent à la guerre : insouciance, belle-humeur, accoutumance à l'imprévu, notion exacte de l'effort à faire sans dépenser des forces inutiles. »
Pierre de Coubertin, *Essais de psychologie sportive*

Bouger ! Délaisser la voiture pour les courts trajets, faire de la bicyclette, marcher, oublier les ascenseurs, les escaliers mécaniques et les tapis roulants ! Danser est un plaisir. Voilà autant de mouvements qui favorisent, comme le sport, notre épanouissement personnel… Mais au-delà de ces menues répétitions quotidiennes, le sport contribue à renforcer notre résistance physique. Il est tout bénéfice pour la santé.

L'appareil locomoteur est le plus grand bénéficiaire de la pratique sportive. Au niveau musculaire, on constate une augmentation de la force et du tonus des muscles mobilisés. Du point de vue articulaire, l'exercice sportif permet de conserver et même de développer l'amplitude naturelle des articulations. L'activité physique constitue le meilleur traitement préventif et curatif de l'arthrose, favorisant notamment la nutrition et la mobilité des cartilages. Au niveau de l'os, elle facilite la fixation du calcium et constitue un excellent moyen de prévention de l'ostéoporose. Grâce à l'amélioration du tonus musculaire, le sport prévient les douleurs au niveau des hanches, des genoux, et surtout de la colonne vertébrale.

Les bienfaits psychologiques du sport sont importants :

- ❑ décharge de l'agressivité, augmentation de la confiance en soi, volonté et esprit de compétition ;
- ❑ réduction du stress et de l'anxiété ;
- ❑ prise de conscience du corps, aide à l'harmonie sexuelle ;
- ❑ augmentation de l'efficience intellectuelle ;
- ❑ acceptation de l'échec temporaire et persévérance ;
- ❑ esprit de groupe, respect de l'autre, agrandissement du cercle relationnel ;
- ❑ sensation de plaisir due à la libération par le cerveau des endorphines ;
- ❑ distraction des soucis professionnels et familiaux.

« Le sport consiste à déléguer au corps quelques-unes des vertus les plus fortes de l'âme. »
Jean Giraudoux, *Le Sport*

Prendre soin de soi

« Des amis, un flacon de vin, du loisir, un coin parmi les fleurs...
je n'échangerai pas cette joie pour un monde, présent ou à venir. »
Hafiz, *Les Ghazels*

Charité bien ordonnée...

... commence par soi-même ! S'aimer, prendre soin de soi, voilà encore une énergie Feng Shui qui développe le Ch'i ; Ch'i intérieur offert à nos proches, qui se démultiplie par effet de retour et nous enveloppe d'harmonie.

Soigner son corps

Soins du visage, des cheveux et du corps, manucure, épilation, minceur..., voilà autant de secrets pour que la magie du Feng Shui opère sur notre rayonnement intérieur et extérieur !

La beauté commence en prenant le temps de faire sa toilette. Gommage, crèmes hydratantes et purifiantes, sérum réparateur, gel douche, huile ou lait pour le corps, shampooing, démêlant, hydratant pour les lèvres : autant de soins et de vitamines A, D, E, F, qui se libèrent pour embellir notre peau et nos cheveux en faisant le bonheur de nos cellules.

Pour la plage ou pour les neiges éternelles, le lait ou l'huile solaire à indice protecteur, suivis d'un lait après-soleil, qui régénèrent et hydratent, apaisent et évitent le dessèchement de la peau.

Soigner son maquillage

L'équilibre facial est indispensable pour bénéficier d'un bon Feng Shui. Le maquillage a le pouvoir de rétablir l'harmonie des joues trop creuses, des mâchoires carrées, des yeux trop rapprochés et des trop gros sourcils. En effet, ces traits qui apportent une dureté au faciès peuvent être corrigés par l'épilation et le maquillage.

Un bon Feng Shui facial requiert la présence de joues pleines, de lèvres petites mais charnues, d'un nez haut et rond, de mâchoires pleines et de sourcils fins et de forme agréable, épilés régulièrement.

Soigner son image

Le vêtement que nous portons nous ressemble, mais la mode, les nouvelles textures, nous contraignent. Le bien-être passe par le confort en toutes circonstances, l'adoption des matières naturelles et par une tenue adaptée à notre humeur, à notre personnalité, au temps, aux obligations quotidiennes…

La tradition chinoise a établi des concordances avec les couleurs et les éléments correspondants à notre année de naissance :

BUFFLE

11.02.1937	au	31.01.1938	FEU	子
29.01.1949	au	17.02.1950	TERRE	
15.02.1961	au	05.02.1962	MÉTAL	
03.02.1973	au	22.01.1974	EAU	
20.02.1985	au	08.02.1986	BOIS	
07.02.1997	au	27.01.1998	FEU	

TIGRE

31.01.1938	au	19.02.1939	TERRE	丑
17.02.1950	au	06.02.1951	MÉTAL	
05.02.1962	au	25.01.1963	EAU	
23.01.1974	au	10.02.1975	BOIS	
09.02.1986	au	28.01.1987	FEU	
28.01.1998	au	15.02.1999	TERRE	

CHAT

寅

19.02.1939	au	08.02.1940	TERRE
06.02.1951	au	27.01.1952	MÉTAL
25.01.1963	au	13.02.1964	EAU
11.02.1975	au	30.01.1976	BOIS
29.01.1987	au	16.02.1988	FEU
16.02.1999	au	04.02.2000	TERRE

DRAGON

卯

08.02.1940	au	27.01.1941	MÉTAL
27.01.1952	au	14.02.1953	EAU
13.02.1964	au	02.02.1965	BOIS
31.01.1976	au	17.02.1977	FEU
17.02.1988	au	05.02.1989	TERRE

SERPENT

辰

27.01.1941	au	15.02.1942	MÉTAL
14.02.1953	au	03.02.1954	EAU
21.02.1965	au	21.01.1966	BOIS
18.02.1977	au	06.02.1978	FEU
06.02.1989	au	26.01.1990	TERRE

CHEVAL

巳

15.02.1942	au	05.02.1943	EAU
03.02.1954	au	24.01.1955	BOIS
21.01.1966	au	09.02.1967	FEU
07.02.1978	au	27.01.1979	TERRE
27.01.1990	au	14.02.1991	MÉTAL

CHÈVRE

午

05.02.1943	au	25.01.1944	EAU
24.01.1955	au	12.02.1956	BOIS
09.02.1967	au	29.01.1968	FEU
28.01.1979	au	15.02.1980	TERRE
15.02.1991	au	03.02.1992	MÉTAL

SINGE

未

25.01.1944	au	13.02.1945	BOIS
12.02.1956	au	31.01.1957	FEU
29.01.1968	au	16.02.1969	TERRE
16.02.1980	au	04.02.1981	MÉTAL
04.02.1992	au	22.01.1993	EAU

COQ

申

13.02.1945	au	02.02.1946	BOIS
31.01.1957	au	16.02.1958	FEU
17.02.1969	au	05.02.1970	TERRE
05.02.1981	au	24.01.1982	MÉTAL
23.01.1993	au	09.02.1994	EAU

CHIEN

酉

02.02.1946	au	21.01.1947	FEU
16.02.1958	au	07.02.1959	TERRE
06.02.1970	au	26.01.1971	MÉTAL
25.01.1982	au	12.02.1983	EAU
10.02.1994	au	30.01.1995	BOIS

SANGLIER

戌

22.01.1947	au	09.02.1948	FEU
08.02.1959	au	27.01.1960	TERRE
27.01.1971	au	14.02.1972	MÉTAL
13.02.1983	au	01.02.1984	EAU
31.01.1995	au	18.02.1996	BOIS

En vertu de ces correspondances, il convient de choisir notre garde-robe et nos accessoires, en fonction des couleurs et des formes qui nous conviennent afin de favoriser notre Ch'i personnel. Pour retrouver ces analogies, reportez-vous au chapitre *La magie du Pa Kua,* puis au paragraphe intitulé *Quelques équivalences.*

Un jour de tension, afin d'apaiser votre disposition agressive, portez la couleur correspondant à l'élément qui va tempérer votre humeur. Par exemple :

- ❑ Pour l'élément BOIS : le noir, le bleu.
- ❑ Pour l'élément FEU : le vert.
- ❑ Pour l'élément TERRE : le rouge, l'orange.
- ❑ Pour l'élément MÉTAL : le jaune, l'ocre, le brun.
- ❑ Pour l'élément EAU : le blanc, le gris, le pastel.

Un jour de fatigue, de paresse ou de langueur, portez la couleur correspondant à l'élément qui va stimuler votre tonus. Par exemple :

- ❑ Pour l'élément EAU : le vert.
- ❑ Pour l'élément BOIS : le rouge, l'orange.
- ❑ Pour l'élément FEU : le jaune, l'ocre, le brun.
- ❑ Pour l'élément TERRE : le blanc, le gris, le pastel.
- ❑ Pour l'élément MÉTAL : le noir, le bleu.

Soigner ses bonheurs

« On ne doit pas refuser le bonheur que l'on nous offre sous prétexte qu'il est trop petit. »
Paul Valéry

Se faire plaisir ! Voilà la première source du bonheur. Dans une atmosphère de détente, lire, écouter de la musique, regarder un film, visiter une exposition, se promener, cuisiner, s'adonner à son sport favori, rendre visite à des amis, peindre, etc., engendre un contentement qui, dans un rythme de vie satisfaisant, mène à la douceur intérieure...

Après une journée de travail, il est essentiel de créer une ambiance de détente, d'enfiler des vêtements plus confortables et de se délasser avant de se consacrer aux occupations de la soirée.

> *Un jour de loisir, c'est un jour d'immortalité.*
>
> Proverbe chinois

Les objets de la tradition

L'art animalier

Grâce à leurs symboles, caractéristiques, tempéraments, nom chinois – d'assonance approchant une situation visée, un état recherché ou un rêve ambitionné comme la longévité… –, les animaux occupent une place importante dans la tradition Feng Shui.

- Le DRAGON est le symbole essentiel de la tradition Feng Shui, d'énergie yang qui véhicule la chance mais trop tonique pour l'installer dans une chambre à coucher.
- Le TIGRE ou le LION, symboles de protection que l'on installe à l'extérieur de sa demeure, jamais face à soi-même : ils risqueraient de nous intimider, de nous ankyloser, de nous figer.
- L'ÉLÉPHANT incarne la sagesse.
- Le DAIM, presque toujours représenté avec *Sau*, dieu de la longévité ; il en est, lui aussi, le symbole.
- Le CHEVAL matérialise, entre autres, la joie et le bon esprit.
- La GRUE, L'OISEAU, le PHÉNIX symbolisent la longévité, l'immortalité ; de préférence, les choisir représentés en vol ou prêts à l'envol. Le phénix a le pouvoir de renaître de ses cendres…
- La TORTUE est l'animal le plus résistant du bestiaire ; n'en posséder qu'un seul exemplaire pour profiter de ses bienfaits.
- Le PAON incarne l'emblème de la dignité et de la beauté.
- Les POISSONS activent le Ch'i. Vivants, ils sont incomparables pour la félicité qu'ils procurent. Leur

représentation est néfaste dans une chambre, une cuisine ou les toilettes.

Les figurines

La représentation des dieux et des hautes dignités, selon leurs dons, attire le bonheur, la santé ou l'argent ; par exemple, un bouddha rieur engendre la bonne humeur. La statuette d'une mère portant ou allaitant son enfant favorisera une grossesse.

Le cristal

Les cristaux ronds à facettes, en cœur, en larme, en pyramide, tout aussi efficaces qu'un morceau de quartz, doivent être placés devant une fenêtre. Ils réguleront le Ch'i en introduisant, à l'intérieur d'une habitation, le flux vital extérieur.

Les carillons

Produisant un son harmonieux, les carillons activent le Ch'i. Leur timbre mélodieux atténue les vibrations négatives et les modifie en ondes positives. Un carillon éolien aux baguettes creuses est préférable. Il attire un excellent Feng Shui.

Le miroir

Voilà un objet que l'on retrouve, en nombre, dans chaque foyer ! Sa qualité réfléchissante est utilisée pour agrandir une pièce, pour amplifier un éclairage ou tout simplement pour renvoyer notre image. Le Ch'i s'en trouve renforcé : grâce à son effet dynamique, il multiplie les objets et les surfaces. Néanmoins, quelques consignes s'imposent :

- ➪ dans une salle de bains, il doit être suspendu à la hauteur des yeux afin de ne pas couper le reflet de votre visage ;
- ➪ on ne le fixe jamais face à une entrée puisqu'il renvoie – repousse – l'image de la personne pénétrant dans l'habitation et qui éprouve alors inconsciemment le sentiment d'être chassée hors des lieux. Un mal-être s'ensuivra ;
- ➪ un miroir fixé au milieu d'un escalier déconcentre celui ou celle qui s'y reflète : attention aux chutes !
- ➪ on ne suspend pas une glace, à effet trop dynamique, dans un endroit réservé au repos. Surtout pas face à un lit ;
- ➪ le miroir voilé ou fendu est à bannir ; une image ternie, coupée, restitue des vibrations malheureuses ;
- ➪ un miroir en damier ou composé de multiples carreaux engendre les mêmes effets ;
- ➪ un miroir doit toujours être très propre ;
- ➪ deux miroirs se faisant face se renvoient en vain l'énergie ;
- ➪ une glace mal orientée vers une fenêtre projette le Ch'i hors d'un foyer.

Selon la doctrine du Feng Shui, un miroir CONVEXE est essentiel pour évacuer le Sha. Il retourne contre un angle saillant, un poteau incommodant, des poutres apparentes, etc., la mauvaise énergie non conviée à son envoyeur.

Dès qu'il est disposé dans un endroit où le Ch'i risque de s'échapper, le miroir CONCAVE concentrera le Ch'i.

Seulement employé pour accumuler l'énergie positive, un miroir PLAT et ROND suffit.

Les rituels

« Tout l'art humain s'est développé au service des rites. »
Konrad Lorenz, *L'Agression*

Une coutume ancienne

Le rite peut être une pratique déjà réglée et invariable, mais nous le discernons encore sous la forme d'un geste particulier, cérémonial, avec un caractère sacré ou symbolique. Nous le retrouvons dans toutes les cultures depuis la nuit des temps. Dans la tradition Feng Shui, il joue un rôle important.

Chaque chose a sa place

… et chaque place a sa chose ! L'utilisation du Pa Kua nous le démontre bien. Bien qu'il n'y ait aucun sens religieux à la pratique du Feng Shui, l'aspect répétitif de certaines tâches à accomplir pourrait laisser supposer une certaine solennité dans son application. Par exemple, l'importance de placer le téléphone sur le secteur « voyage » de son bureau ou de fermer systématiquement après chaque usage l'abattant de la cuvette des toilettes, tient plus du conseil préconisé que de la cérémonie.

La rigueur imposée dépoétise la fonction initiale du Feng Shui, mais son utilisation première varie doucement vers une manière holistique, plus sensible, de concevoir et de gérer sa vie.

Créer son atmosphère

- ❑ L'intimité : elle nous est nécessaire pour nous ressourcer ! Pour trouver le repos ou l'inspiration, chaque individu rêve de disposer d'un espace intime, d'un coin de retraite, dans lequel il peut se couper momentanément du monde extérieur, même s'il s'agit d'un coin de grenier, d'une pièce personnelle ou d'une remise au fond d'un jardin.

- ❑ L'éclairage : celui-ci doit être discret et tamisé ; la lumière qui filtre à travers des rideaux préserve votre intimité.
- ❑ La bougie : sa flamme favorise notre concentration, sa lumière est douce et dansante, tonique. Elle illumine notre recueillement d'un rayon de joie. Parfumée, elle nous transporte et nous détend.
- ❑ Les encens : en fonction de leurs vertus, vous favoriserez votre spiritualité, votre protection ou votre guérison avec la cannelle ou votre clairvoyance avec l'amande, par exemple.
- ❑ Les essences : une huile essentielle additionnée d'eau pure, chauffée dans un brûle-parfum, apaisera, évacuera le stress et les peurs, par exemple avec le santal.
- ❑ Le quartz : il favorise la spiritualité, le bien-être et l'amour. Placé près de vous, il stimulera le plaisir de vous détendre.
- ❑ L'eau : une coupelle d'eau recevra et conservera les mauvaises énergies qui pourraient circuler, malgré tout, dans votre espace intime.
- ❑ La méditation : elle permet de nous recentrer. Si nous ne pouvons profiter d'une belle vue, les tons de bleu ou de violet sont propices à la méditation. Le blanc favorise l'élimination de toute pensée.

Chaque chose a sa fonction

- ❑ L'autel familial : de tradition, beaucoup de foyers chinois possèdent un autel, favorablement situé dans le secteur nord-ouest – celui du ciel – de l'habitation ou d'une pièce. Celui-ci doit être propre. En général, la statuette d'une déité y est placée surélevée. Il est favorable qu'une petite lumière l'illumine et que soient représentés, par divers objets, les cinq éléments de la tradition chinoise.

- Les objets : il est préférable qu'ils soient traditionnels ou sacrés lorsqu'ils sont placés sur un autel (voir le chapitre *Les objets de la tradition*), mais vous pouvez disposer tous vos fétiches, porte-bonheur et objets personnels.
- Le ruban rouge : il active l'essence des bonnes vibrations des objets qu'il attache ou relie. Il peut être utilisé en fil protecteur autour du poignet.
- La photo : elle vous est chère ou elle évoque pour vous un moment de bonheur ; placez-la dans le secteur correspondant à l'énergie de son évocation, sur votre autel, votre bureau ou autre espace personnel.
- La statuette : évoquant par exemple un dieu de la longévité, celle-ci ne doit pas être installée dans une pièce contiguë ou superposée aux toilettes, ni placée directement face à leur porte, sous une poutre ou un escalier, ni dans une chambre à coucher. En revanche, elle se dispose toujours dans une habitation à moins d'avoir un toit pour lui protéger la tête.
- Les chiens protecteurs : en Chine, on les nomme les chiens Fu. Placés devant votre porte d'entrée, un peu surélevés, ils défendent votre demeure et les membres de votre famille contre toute agression.

Bénir son habitation

Il est d'usage, dans nos contrées, de pendre la crémaillère pour faire partager à ceux que nous aimons la joie du recommencement, soit en nous installant dans une nouvelle demeure ou dans un nouveau local de travail, soit après une rénovation.

Il est de tradition chinoise de bénir un intérieur. Cette cérémonie peut s'accomplir seul ou se partager avec la famille et avec des amis. Neuf bougies sont nécessaires pour préparer ce cérémonial. Neuf, comme les neuf secteurs du Pa Kua, secteur central compris. De préférence, leurs couleurs doivent être en correspondance avec les zones qui seront honorées. Si cela s'avère impossible, choisissez-les blanches.

Il est concevable de disposer préalablement les neuf bougies – sur un bougeoir ou dans une coupelle – en leurs emplacements respectifs, tout comme il est possible de les disposer au fur et à mesure de votre avancée.

La cérémonie débute dans le secteur *Tchen*, celui de la santé et de la famille. Debout ou assis, mais très détendu, l'hôte ou le chef de famille allumera la première bougie en se concentrant sur les souhaits qu'il souhaite formuler à ce propos. Il les exprimera ensuite à voix haute et offrira la parole à ceux qui l'entourent, désireux d'émettre eux-mêmes leurs propres vœux.

La bénédiction se poursuivra dans le secteur *Souen*, consacré à la richesse – le mouvement s'effectue toujours dans le sens des aiguilles d'une montre. Les vœux qui seront énoncés devront chaque fois correspondre à la symbolique du secteur concerné. La progression se fera ensuite vers les secteurs *Li*, celui de la renommée, puis vers *K'ouen* pour la vie affective et l'amour, vers *Touei*, consacré aux enfants et à la créativité, ensuite vers *Kien*, les voyages et les mentors, puis *K'an*, secteur de l'activité, et enfin vers *Ken*, pour le savoir et l'éducation.

Il est d'usage de terminer par le centre, après avoir traversé les huit autres secteurs. Puis, en silence, allumez la dernière bougie en vous concentrant sur le pouvoir de tous les vœux formulés et sur l'adhésion constituée, avec les murs, les vibrations et avec ceux qui vous entourent. Le Ch'i qui s'en dégage rend désormais l'habitation vivante et vibrante. Lorsque le maître des lieux se sent enfin prêt, il remercie son entourage.

Bénir sa maison sur son périmètre extérieur consiste en un procédé identique. Dans ce cas, on place d'abord une bougie neuve au centre de l'habitation puis, en son extérieur et en suivant le même parcours qu'à l'intérieur, le chef de famille exprimera en premier ses souhaits avant de jeter quelques pincées de riz contre la partie du mur correspondant au secteur concerné ; chaque personne présente, préalablement munie, elle aussi, d'une petite coupelle de riz, après avoir formulé ses vœux, reproduira le même geste. La cérémonie se terminera au centre de la maison en allumant la bougie déjà installée. Nouvelle communion du lieu et des participants ; remerciements.

Cinquième partie

Mémento express

Erreurs à éviter

« La première fois, c'est une erreur,
la seconde c'est qu'on le fait exprès. »
Proverbe chinois

Grand nombre des règles du Feng Shui proviennent du simple bon sens. Lorsque nous avons compris le mécanisme visuel de la flèche empoisonnée, par exemple, ou celui de la possibilité d'évacuation du Ch'i par les voies d'eau, nous nous exercerons avec application à éviter une quelconque atteinte par une ligne droite ou un angle menaçants et encore, à fermer les portes de la salle de bain, l'abattant de la cuvette des toilettes, etc. ; puis notre familiarité aux bonnes règles nous fera remplir nos tâches quotidiennes armés de quelques « bonnes » habitudes.

Mais le Feng Shui a ses secrets. Parfois intangibles, comme ceux des éléments et de leurs interactions avec le monde concret par exemple, ou le mystère de la grille du Pa Kua. Mais sans avoir à prononcer la formule magique *Abracadabra,* appliquons-les simplement, pourquoi pas ? Gandhi disait : « C'est une erreur de croire nécessairement faux ce qu'on ne comprend pas. »

Et puis il y a la mémoire, toujours sélective, et qui parfois nous fait défaut ; également notre rythme quotidien qui ne nous permet pas une attention perpétuelle. Alors, nous appliquons systématiquement certains gestes, parce qu'ils nous conviennent mieux que d'autres, parce que aussi, sans faire d'efforts supplémentaires, nous assimilons mieux et reproduisons ce que nous comprenons.

Aussi, le mémento express vous permettra de vous replonger rapidement dans l'art Feng Shui et ses règles afin de pouvoir faire un rapide inventaire des erreurs à éviter.

LES ACCIDENTS DOMESTIQUES

« Il n'y a point de maladies plus dangereuses que le défaut de bon sens. »
Proverbe oriental

Protéger son environnement

Réduire les risques d'accidents à la maison fait encore partie de la philosophie du Feng Shui. Une seconde d'inattention peut engendrer le pire ! Ces quelques règles, en rappel, nous permettront de nous mettre à l'abri de bien des tracas, surtout si nous avons de jeunes enfants.

- ❑ Révisez très régulièrement votre système de chauffage.
- ❑ Installez des détecteurs de fumée.
- ❑ Ne surchargez pas vos prises électriques.
- ❑ N'oubliez jamais les prises de terre quand elles sont nécessaires.
- ❑ Par temps orageux, débranchez vos appareils électriques.
- ❑ Installez des cache-prise pour protéger vos enfants.
- ❑ Ayez un tapis antidérapant dans votre baignoire.
- ❑ Fixez une poignée à votre baignoire.
- ❑ Entourez votre douche d'un rideau ou d'un écran.
- ❑ Préférez un canapé et un matelas ininflammables.
- ❑ Préférez les tapis de sol antidérapants.
- ❑ Rangez outils et objets tranchants dans un lieu sûr.
- ❑ Fermez votre congélateur à l'aide d'un cadenas ou verrou.
- ❑ Sur une cuisinière ou sur une table, tournez la queue des casseroles vers l'intérieur.

- ❑ Les produits d'entretien et les médicaments doivent être inaccessibles et sous clé. Conservez-les dans leur emballage d'origine !
- ❑ Ne laissez pas traîner de sacs plastique, rangez-les hors de portée.
- ❑ Ayez toujours une trousse de secours à la maison.

Les revers du lieu de travail

« L'homme et sa sécurité doivent constituer la première préoccupation de toute aventure technologique. »
Albert Einstein.

Respecter la sécurité

- ❑ Respectez les consignes de sécurité.
- ❑ Portez les vêtements de protection.
- ❑ Si vous êtes en cours de traitement favorisant la somnolence, évitez le travail en hauteur et sur une machine.
- ❑ Eloignez-vous des inhalations du tabac de votre voisinage.

Face à l'ordinateur

- ❑ Une mauvaise posture peut entraîner des problèmes de dos. Installez-vous confortablement, ayez le dos bien maintenu et utilisez un repose-pied si votre chaise n'est pas réglable.
- ❑ Le travail sur écran engendre une fatigue des muscles oculaires. Utilisez un écran protecteur.
- ❑ Si besoin, portez des verres neutres à effet antireflet.
- ❑ Aucune source de lumière ne doit venir refléter sur votre moniteur.
- ❑ Réglez votre angle de vision.
- ❑ Faites les bons réglages de lumière et de contraste.
- ❑ Nettoyez régulièrement votre écran.
- ❑ Le clavier doit se trouver en position plus élevée que vos coudes.
- ❑ Gardez le dos droit.
- ❑ Vos pieds doivent être bien à plat sur le sol.
- ❑ Faites une séance de relaxation minute toutes les deux heures environ.

Les facteurs de risque

- ❑ Le stress : il peut être la cause d'ulcères gastroduodénaux ou de colites.
- ❑ Le bruit : il risque d'entraîner des sifflements d'oreille, voire la surdité.
- ❑ La chaleur : une température élevée peut provoquer des crampes musculaires.
- ❑ Les vibrations : elles peuvent provoquer des troubles de la vascularisation.
- ❑ Les radiations : ses effets sont bien connus, ayant déjà provoqué trop de cancers.
- ❑ La poussière : à trop la respirer, elle peut occasionner une fibrose pulmonaire.
- ❑ Les solvants industriels : leur inhalation suscite des lésions du foie ou des reins.
- ❑ Les pesticides : ils risquent, eux aussi, d'entraîner des lésions du foie et des reins.

Lorsque vous êtes, hélas, trop souvent exposé à l'un ou plusieurs facteurs de risque, veillez en permanence à ce que rien ne vienne troubler le secteur *Tchen* de votre santé. Activez-le dès que vous ressentez la moindre fatigue ou le moindre trouble. Mais le Feng Shui ne fait pas tout… consultez aussi un médecin.

Dans la cuisine

Lieu du ravitaillement familial où l'on prépare et cuit les aliments, la cuisine est l'une des pièces fondamentales du foyer.

Les règles

- ❑ Ses meilleures orientations sont est ou sud-est.
- ❑ Evitez le secteur sud qui favorise le feu.
- ❑ Séparez, géographiquement ou par une plante au feuillage fourni, l'évier (ou le lave-vaisselle) de la cuisinière.
- ❑ Les meilleures directions pour cuisiner sont l'est ou le sud-est.
- ❑ Si possible, placez votre cuisinière au centre de la pièce.
- ❑ Préférez les cuisinières au gaz : les cuisinières et fours électriques produisent trop de champs magnétiques.
- ❑ Le four à micro-ondes est déconseillé.
- ❑ Séparez, géographiquement ou par une plante au feuillage fourni, le froid du chaud, c'est-à-dire, le réfrigérateur de la cuisinière.
- ❑ Installez une hotte aspirante si vous ne pouvez obtenir une bonne aération.
- ❑ La pièce doit être claire ou très éclairée, l'atmosphère saine et sèche.
- ❑ Videz et nettoyez régulièrement votre poubelle.
- ❑ Le coin repas sera séparé du coin cuisson.
- ❑ Les plans de travail doivent être propres et nets.
- ❑ La surface de la table doit être débarrassée des bibelots ou appareils ménagers résidant à demeure, et la

télévision proscrite de cet espace favorisant les rencontres familiales.

- ❑ Une toile cirée ou une surface stratifiée bloque les énergies.
- ❑ Jetez la vaisselle dépareillée ou ébréchée qui crée une mauvaise énergie.
- ❑ Les ustensiles de cuisine seront gardés hors de la vue.
- ❑ Ces ustensiles doivent rester propres, non rouillés et non graisseux.
- ❑ Le linge de cuisine ou les torchons doivent être en bon état : on n'essuie pas sa vaisselle avec un chiffon !
- ❑ Pas de table en forme de L ou de T.
- ❑ Le nombre de sièges doit être suffisant.
- ❑ Ne placez aucun convive, ni même un enfant, à l'angle d'une table carrée ou rectangulaire. Ce serait comme recevoir un coup de coude dans l'estomac ! Il pourrait aussi se sentir repoussé.
- ❑ On ne s'installe pas sous une poutre pour prendre son repas, ni même face à un angle saillant.
- ❑ On ne prend aucun repas en coin de table.
- ❑ Ne laissez aucune trace de gras ou d'aliments dans le fond de votre évier. Attention au Sha ! Un évier doit rester propre.
- ❑ Pas de tapis devant l'évier : il attire le Sha.
- ❑ L'évacuation de l'eau doit être bonne.

DANS L'ENTRÉE

Pièce d'accueil pour vous-même et vos invités ! Lorsque vous pénétrerez dans vos lieux, il est indispensable que vous y ressentiez une bonne harmonie.

Les règles

- ❑ Ne laissez pas une « flèche empoisonnée » extérieure menacer votre porte d'entrée.
- ❑ Le paillasson doit rester externe à votre habitation ; laissez dehors la boue, la terre.
- ❑ Pas de miroir face à la porte d'entrée.
- ❑ Pas d'escalier intérieur faisant directement face à la porte d'entrée.
- ❑ L'entrée doit être dégagée de tout encombrement inutile.
- ❑ Cet espace n'est pas un fourre-tout : ne laissez pas s'y amonceler les poussettes, cartables, sacs de sport, balais, etc.
- ❑ Un système électrique d'aller et retour augmentera votre confort et celui de votre famille.
- ❑ Placez une petite lumière douce en gage de bienvenue.
- ❑ Fleurissez votre espace de bienvenue.
- ❑ Un tapis est heureux pour protéger le sol de votre entrée.
- ❑ Sur une console quelconque, ne laissez pas les vide-poches se remplir. Leur rôle ne doit être que temporaire.
- ❑ Ne laissez pas s'empiler le courrier reçu sur un meuble de votre entrée, celui-ci doit être rangé dans l'emplacement qui lui est réservé.

- ❑ Un porte-parapluies n'est pas un container à tout équipement.
- ❑ Le portemanteau n'est réservé qu'aux vêtements de ceux qui sortent fréquemment. Il est néfaste de le surcharger.
- ❑ Les couloirs doivent être dégagés, aérés, éclairés.
- ❑ Masquez vos compteurs électriques.

Dans la salle à manger

Dans la majeure partie des appartements, la salle à manger est attenante au salon, séparée par une semi-cloison, ou ils forment, à eux deux, une pièce unique.

Autour d'une table, on fête le repas pris en commun… La salle à manger est un endroit de réjouissances familiales.

Si vous ne disposez que d'un « coin repas », il devra bien entendu être séparé du « coin cuisson » ou du salon par un paravent, une « haie » de plantes, etc.

- ❑ Choisissez des meubles faciles à entretenir.
- ❑ Évitez les tapis et la moquette.
- ❑ Préférez une table ronde ou ovale qui favorise la communion, la décontraction ainsi que la communication.
- ❑ Nappez votre table si sa surface est trop yang.
- ❑ Un miroir fixé face à la table améliorera les vertus nutritives des aliments.
- ❑ Une plante touffue aura un effet lénifiant.
- ❑ Si vous utilisez peu fréquemment cette pièce, n'entassez pas, sur votre table, du linge à repasser par exemple.
- ❑ Créez une ambiance douce et feutrée si vous n'y prenez que les repas du soir, mais plutôt yang si vous l'utilisez à chaque repas.
- ❑ Habillez vos fenêtres de stores en tissu.
- ❑ Evitez de placer la table sous une poutre, cet emplacement risque d'entraîner des migraines.
- ❑ Ne pas prendre son repas en tournant le dos à des rayonnages ouverts.

- ❑ Si votre table est hélas rectangulaire ou carrée, ne vous installez pas en coin de table afin d'éviter les maux d'estomac.
- ❑ Ne placez pas vos convives près de la porte d'entrée.

Dans le salon

Voici le cœur de la maison ! C'est essentiellement ici que palpitent les énergies communiantes des habitants du lieu. Lieu de rassemblement par excellence, on y reçoit aussi les visiteurs, sa famille et ses amis.

Les règles

- Les meilleurs emplacements pour aménager votre salon sont : sud, propice aux réunions et aux réceptions, sud-est, pour son énergie stimulante, sud-ouest, favorable à une atmosphère douillette, ouest pour les fêtes et la vie amoureuse.
- Il doit être accessible de toutes les pièces de la maison : on ne choisit pas d'installer un salon au fond d'un long couloir sombre !
- Le séjour doit se situer au « cœur vivant » de l'appartement.
- Il doit respirer l'intimité et la sérénité. Quiconque doit avoir envie de s'y reposer.
- Pour une meilleure circulation du Ch'i, le salon doit être grand : le Ch'i y circulera mieux.
- Ne pas surcharger cette pièce de meubles trop imposants.
- Masquez les angles saillants à l'aide de plantes.
- Evitez les tentures trop lourdes. Les rideaux doivent être légers. Laissez entrer la lumière.
- L'éclairage et les lampadaires seront orientés vers le haut.
- Les canapés ou les fauteuils – pièces maîtresses de votre salon – auront des formes arrondies et se feront face autour d'une table basse.

- ❑ L'orientation des sièges principaux doit de préférence être nord-ouest. Ceux leur faisant face, à l'ouest et au sud-est.
- ❑ Ne placez aucun fauteuil ou canapé sous une poutre.
- ❑ La télévision doit être assez éloignée des sièges mais visible de tous. Il est préférable de l'enfermer dans un meuble : un écran, même éteint, restitue de mauvaises vibrations.
- ❑ Aucune photographie ne doit être placée sur le téléviseur.
- ❑ Placez une plante verte près de votre télévision.
- ❑ Évitez de faire stagner l'eau dans les soucoupes de vos plantes, changez fréquemment l'eau de vos bouquets.
- ❑ Aucune plante à feuilles pointues dans votre séjour !
- ❑ Si vous bénéficiez d'une cheminée, placez des bûches en permanence derrière le pare-feu, même en été.
- ❑ La cheminée ne doit pas être disproportionnée par rapport à votre séjour.
- ❑ Les tapis doivent rester proportionnés à la surface de votre pièce.
- ❑ Les motifs de votre tapis ne doivent pas être trop sophistiqués. Préférez-les simples.
- ❑ Témoin du temps qui passe, une horloge ne doit pas être placée dans n'importe quel secteur.
- ❑ Les cendriers doivent rester propres dès que vous quittez les lieux. Les odeurs de tabac froid attirent le Sha !
- ❑ Les vide-poches doivent être dégagés des objets qui attendent d'être triés.
- ❑ Ne laissez jamais un salon désordonné.

DANS LA CHAMBRE À COUCHER

La chambre ; c'est assurément la pièce la plus importante de votre foyer puisque c'est là que vous accédez à l'intimité, que vous vous reposez, où vous abandonnez votre fatigue pour vous recharger de nouvelles énergies plus positives. Votre confort est essentiel et les règles du Feng Shui doivent être appliquées de manière parfaite.

Les règles

- ❑ Le meilleur emplacement pour une chambre à coucher est le secteur *K'ouen*, sud-ouest ; évitez l'ouest, le sud et le sud-est.
- ❑ Cette pièce demande à être calme et aérée, la qualité de votre sommeil en dépend.
- ❑ Si vous possédez une salle de bains attenante à votre chambre, gardez la porte les séparant constamment fermée.
- ❑ La moquette est le revêtement de sol idéal pour une chambre à coucher.
- ❑ Pour habiller vos fenêtres, optez pour des rideaux drapés ou ruchés ; ils conservent le Ch'i.
- ❑ Fermez scrupuleusement vos rideaux avant de vous coucher.
- ❑ Aux murs, la peinture à l'éponge a un effet lénifiant. Idem pour les peintures « délavées ».
- ❑ Une laque est trop yang pour votre espace de sommeil.
- ❑ Le blanc cassé ou les couleurs crème engendrent une sensation de détente et de sérénité.

- ❑ Le bleu est une couleur bien trop froide pour votre espace de sommeil.
- ❑ Choisissez des tons roses ou de couleur pêche.
- ❑ On ne fume pas dans une chambre à coucher !
- ❑ Ayez des meubles aux angles arrondis.
- ❑ Evitez les spots, préférez des lampes de faible intensité avec des abat-jour.
- ❑ Ne pas placer un miroir réfléchissant votre lit ; il troublerait votre repos ! Sinon, pour dormir, couvrez-le d'un tissu épais.
- ❑ Fixez les miroirs à l'intérieur des portes de votre armoire.
- ❑ Placez la tête de votre lit contre un mur et dans la bonne direction, en fonction de votre nombre Pa Kua.
- ❑ Deux lits jumeaux valent mieux que deux matelas séparés sur un même sommier. Cette ligne « séparatrice » risque de désunir le couple.
- ❑ Si la hauteur de plafond est trop importante, choisissez un lit à baldaquin. Pareillement si vous devez dormir sous des poutres.
- ❑ Optez pour un lit en bois ; excluez le métal.
- ❑ Pour un bon repos réparateur, le futon est le meilleur matelas d'après les règles du Feng Shui.
- ❑ Rejetez l'idée de posséder un matelas à eau qui ferait croupir les énergies.
- ❑ Choisissez bien votre literie.
- ❑ Adoptez les matières naturelles.
- ❑ Choisissez des matières douces et des teintes neutres.
- ❑ Pour le linge de lit, bannissez les formes géométriques et les motifs agressifs ou tortueux.
- ❑ Pas de matelas posé sur le sol.
- ❑ Respectez une hauteur de 20 cm minimum entre le sol et le lit.

- ❑ Pour favoriser la circulation du Ch'i, votre couvre-lit ou votre couverture ne doit pas traîner à terre.
- ❑ Le dessous de votre lit n'est pas un fourre-tout ; le Ch'i doit pouvoir y circuler librement.
- ❑ Evitez les prises électriques à la tête de votre lit. Encore plus un enchevêtrement de fils reliés à des prises branchées ; ils développeraient votre nervosité.
- ❑ Les ordinateurs et téléviseurs n'ont pas leur place dans votre chambre. Sinon, recouvrez-les d'un tissu épais durant votre temps de sommeil.
- ❑ Evitez les valets de nuit, surtout s'ils représentent une silhouette décharnée.
- ❑ Ne dormez pas en tournant le dos à la porte.
- ❑ Vos pieds ne doivent pas être orientés directement face à la sortie ; c'est, en Chine, ce que l'on appelle « la position du défunt ».
- ❑ Ne dormez pas pris « en sandwich » entre deux ouvertures.
- ❑ Ne dormez pas sous un lustre.
- ❑ Ne dormez pas sous une poutre apparente. Elle exercera sur vous une pression subtile mais constante. Elle vous affectera davantage si vous êtes sujet à une maladie respiratoire, articulaire ou nerveuse.
- ❑ Dissimulez vos poutres sous un faux plafond.
- ❑ Aucune plante dans votre chambre.
- ❑ Aucun bouquet de fleurs fraîches pendant votre temps de sommeil.
- ❑ Il est toutefois toléré la présence de fleurs en tissu dans votre espace de sommeil ; elles peuvent conférer une ambiance romantique si, toutefois, leurs teintes sont douces.
- ❑ Pas d'aquarium, à l'énergie trop yang, dans cette pièce.
- ❑ Célibataire, placez des pivoines dans le secteur sud-ouest de votre chambre.

- ❑ Marié, faites disparaître les pivoines de votre espace de sommeil : vous favoriseriez l'arrivée d'une tierce personne dans votre foyer.
- ❑ Si vous êtes en couple, placez les objets par paire : deux chandeliers identiques, deux cadres, deux vases, etc.
- ❑ Ne placez aucune photographie ou tableau représentant trois personnages, ce serait cause de conflits ou de séparation.
- ❑ Placez un objet violet au sud de votre chambre à coucher, et un rouge à l'ouest.

Revoir plus en détail les chapitres *Le Sommeil*, *La chambre à coucher* et *La position du lit* dans la 4e partie de cet ouvrage *Les outils du bien-être,* pour parfaire et maintenir votre équilibre.

Dans la chambre d'enfant

L'univers de l'enfant ! Le bambin s'y éveille, s'y développe et, comme un jeune bourgeon, il absorbe intensivement toutes les énergies qui y circulent. Les mêmes règles s'appliquent que pour la chambre à coucher d'un adulte, tant pour la qualité de son sommeil que pour favoriser son intimité. Davantage de précautions sont à prendre, toutefois, pour éviter tout tracas à ces jeunes âmes sensibles…

Les règles

- ❑ Les situations idéales d'une chambre à coucher pour enfants demeurent les secteurs est et ouest, qui favoriseront leur santé ou leur créativité.
- ❑ Pour un étudiant, le secteur nord-est sera plus propice pour l'encourager, soutenir ses études et son éducation.
- ❑ Choisissez des couleurs tendres et claires à énergie Yin.
- ❑ Le sol ne doit pas être encombré de jouets ; cela peut s'avérer dangereux si l'enfant doit se lever la nuit et néfaste pour la qualité de son repos.
- ❑ Laissez toujours briller une petite veilleuse.
- ❑ Son petit bureau doit être éloigné du lit.
- ❑ Pas de réveil au tic-tac bruyant, encore moins un réveil électronique.
- ❑ Attention à l'exposition de jouets sur une étagère ; la nuit, leurs ombres prendraient des allures monstrueuses… Si l'enfant adore le mobile au-dessus de son lit, la nuit, il peut le terroriser.
- ❑ Si plusieurs enfants partagent la même chambre, les lits doivent être orientés dans le même sens.

- ❑ Chaque enfant doit avoir son espace personnel.

Revoir plus en détail les chapitres *Le sommeil*, *La chambre à coucher* et *La position du lit* dans la 4e partie de cet ouvrage *Les outils du bien-être,* pour parfaire et maintenir son équilibre.

Dans la salle d'eau

Lieu de délassement, mais aussi lieu de toilette du corps, voici l'espace où nous nous débarrassons de notre fatigue, de nos tracas, de nos moiteurs, et de nos émotions. Nous y évacuons nos « encrassements ». La salle de bains est avant tout le domaine de l'eau. On y trouve des points d'écoulement, susceptibles, hélas, de faire disparaître le Ch'i.

Les règles

- ❑ Les meilleures orientations d'une salle de bains sont l'est et le sud-est.
- ❑ Si cela est possible, évitez son installation au nord-est.
- ❑ Son accès doit se faire de préférence par un couloir.
- ❑ Conservez soigneusement fermée la porte de cette pièce.
- ❑ Celle-ci doit être sèche et claire.
- ❑ Attention aux petites surfaces qui favorisent l'humidité.
- ❑ Vérifiez régulièrement l'état de vos joints.
- ❑ Une bonne aération y est indispensable.
- ❑ La lumière naturelle y reste souhaitable.
- ❑ Un store en fibres naturelles est conseillé. Ouvrez-le le plus souvent possible.
- ❑ Si votre salle de bains est sombre, éclairez les coins noirs.
- ❑ Il est déconseillé qu'une salle de bains soit attenante à une chambre.
- ❑ Les toilettes doivent être, de préférence, externes à cette pièce.

- ❑ Si les toilettes sont situées à l'intérieur de votre salle de bains, séparez-les d'une cloison, d'un paravent, d'un rideau…
- ❑ La cuvette sanitaire, au cas où, doit être si possible éloignée de la porte d'entrée.
- ❑ Son abattant doit être en permanence fermé, même pour tirer la chasse d'eau !
- ❑ Gardez vos meubles ou accessoires sanitaires propres !
- ❑ Il est déconseillé d'avoir trop de placards dans cet espace qui a tendance à conserver son humidité.
- ❑ Les étagères sont préférables pour votre rangement.
- ❑ Choisissez de préférence des meubles à surface lisse, en métal, en chrome, en marbre, en céramique ou en verre.
- ❑ Un pan de miroir ou grand miroir stimulera le Ch'i.
- ❑ Attention, une glace se fixe à la hauteur des yeux.
- ❑ Ne placez jamais deux miroirs face à face.
- ❑ Optez pour des tons crème ou blanc cassé.
- ❑ La peinture doit être résistante à l'eau. La laque est favorable.
- ❑ Ajoutez quelques touches de vert ou de bleu.
- ❑ Des plantes seront propices pour vivifier cette salle d'eau.
- ❑ Placez vos plantes plutôt dans les coins.
- ❑ Votre sol sera de préférence en bois, en marbre ou en granit, voire en céramique.
- ❑ Pas de moquette dans une salle de bains.
- ❑ Bannissez les revêtements en synthétique, linoléum, qui peuvent laisser l'eau s'infiltrer et qui provoquent une électricité statique !
- ❑ Choisissez un tapis en fibres naturelles afin d'éviter l'électricité statique.
- ❑ La présence de souillures ou moisissures attire le Sha.

- ❑ Utilisez des corbeilles en matières naturelles pour présenter vos produits de soin, de beauté, vos brosses à cheveux, etc.
- ❑ Les contenants, tels que flacons, pots, tubes de dentifrice doivent être soigneusement rebouchés.
- ❑ Les savons de toilette ne doivent pas baigner dans l'eau. Optez pour une soucoupe avec écoulement.
- ❑ Les éponges, gants de toilette, etc., doivent être bien essorés.
- ❑ Votre linge de toilette doit être convenablement étendu.
- ❑ Défavorable est le linge qui sèche dans une salle de bains.
- ❑ Se doucher, c'est stimuler son énergie yang.
- ❑ Prendre un bain, c'est se fondre dans une énergie yin…

Dans les toilettes

Il n'y a pas d'endroit qui réclame plus d'intimité que celui-ci ! C'est pourquoi il doit être confortable, agréable. Nous nous y débarrassons de nos excrétions, de nos déchets. Ce lieu est aussi du domaine de l'eau. On y trouve des points d'écoulement pouvant faire évacuer le Ch'i.

Les règles

- ❑ Ses meilleures orientations sont l'est et le sud-est.
- ❑ Evitez si possible le nord-est.
- ❑ Son entrée doit se faire par le couloir.
- ❑ Surtout, gardez fermée la porte de cette pièce.
- ❑ N'installez pas vos toilettes dans une pièce humide.
- ❑ Prévoyez une source de chauffage pour cet endroit.
- ❑ Une bonne aération y est indispensable.
- ❑ Vérifiez régulièrement l'état des joints.
- ❑ Vérifiez aussi l'état des canalisations.
- ❑ Son abattant doit être en permanence fermé, même pour tirer la chasse d'eau !
- ❑ Détartrez régulièrement la cuvette.
- ❑ Gardez vos sanitaires propres !
- ❑ Si vous ne pouvez bénéficier d'une lumière naturelle, bannissez les éclairages ternes, tristes.
- ❑ Préférez des tons crème ou blanc cassé.
- ❑ La peinture laquée est conseillée.
- ❑ Ajoutez quelques touches de vert ou de bleu.
- ❑ Le sol sera de préférence en granit ou en céramique.
- ❑ Pas de moquette dans vos toilettes.
- ❑ Le linoléum est déconseillé.

- ❑ Si vous souhaitez placer un tapis devant la cuvette, il est recommandé qu'il soit fabriqué avec des fibres naturelles et très régulièrement lavé.
- ❑ Surtout pas de tapis en coco devant la cuvette.
- ❑ Aucune couverture de tissu pour l'abattant de la cuvette.
- ❑ La surface extérieure et intérieure de votre cuvette doit être impeccable.
- ❑ La brosse utilisée pour nettoyer la cuvette doit rester propre.
- ❑ La présence de souillures attire le Sha.
- ❑ Videz et nettoyez régulièrement votre poubelle.
- ❑ Cet endroit n'est pas prévu pour recevoir les seaux, pelle, balais, aspirateur, etc.
- ❑ Ce lieu n'est pas non plus réservé à vos outils.
- ❑ Ne rangez aucun produit ménager dans un endroit accessible pour un enfant.

Dans le bureau

C'est ici que se concentre toute l'énergie du travail ; on y écrit, téléphone, s'occupe de sa gestion personnelle, etc. ; on y projette même son avenir ! Un enfant y fera ses devoirs et un étudiant y préparera sa réussite sociale.

Les règles

- ❑ Ses meilleurs emplacements sont le sud et le sud-est, mais aussi l'est si vous gérez une affaire familiale, et nord-ouest si vous avez une activité en rapport avec l'étranger.
- ❑ Lieu d'énergie, il est donc sage de le détacher d'une chambre.
- ❑ N'installez pas votre bureau au fond d'un long couloir !
- ❑ Votre pièce ne doit pas être austère. Créez une ambiance harmonieuse et confortable.
- ❑ L'atmosphère de votre bureau doit être stimulante.
- ❑ Ne pas disposer votre table de travail dans l'alignement de la porte. Préférez une légère oblique.
- ❑ Vous devez distinguer la porte d'entrée de votre place assise.
- ❑ Ne pas vous asseoir sous une poutre ou face à un pilier.
- ❑ Ne pas vous installer face à un angle.
- ❑ Evitez les angles vifs pour votre mobilier.
- ❑ Servez-vous des plantes pour atténuer les arêtes agressives.
- ❑ Pas d'ensoleillement excessif dans cette pièce. Respectez un équilibre d'ombre et de lumière.
- ❑ De préférence, l'éclairage doit être naturel ; sinon, yang. Aucun néon dans votre bureau !

- ❑ N'ayez aucune fenêtre, porte ou ouverture quelconque derrière votre siège.
- ❑ Un miroir dans votre dos engendrerait un mauvais Ch'i.
- ❑ Une bibliothèque installée derrière votre siège vous protégerait des mauvaises énergies.
- ❑ Une étagère aux rayonnages ouverts altérerait la santé de votre dos.
- ❑ Votre siège doit être confortable.
- ❑ Choisissez bien la forme de votre bureau.
- ❑ Le bois, pour un bureau, facilite la circulation du Ch'i.
- ❑ Un bois tendre engendre une atmosphère détendue, le bois dur, une ambiance plus rigide.
- ❑ Le verre reste très stimulant mais froid.
- ❑ Votre surface de travail ne doit pas être disproportionnée à votre pièce.
- ❑ Votre surface de travail doit rester dégagée.
- ❑ Respectez la grille du Pa Kua pour disposer vos objets en fonction de leur symbolique ou de leur utilité.
- ❑ Pour votre ordinateur, choisissez un moniteur possédant un support de fréquences de rafraîchissement élevées pour réduire le scintillement et la fatigue oculaire.
- ❑ Réglez votre angle de vision.
- ❑ Faites les bons réglages de lumière et de contraste.
- ❑ Nettoyez régulièrement votre écran.
- ❑ Ne laissez pas déborder votre corbeille à papiers ; videz-la très régulièrement.
- ❑ Ne suspendez pas à vos murs des portraits d'hommes vaincus : les effets négatifs qu'ils dégagent vous nuiraient.
- ❑ Orientez votre bureau en fonction de la stimulation que vous souhaitez y trouver. C'est-à-dire :

- Nord-ouest face au sud-est pour un poste de dirigeant.
- Nord-est face à l'est pour prendre un nouveau départ.
- Est face à l'est pour un développement rapide.
- Est face au sud-est pour la communication et la créativité.
- Est face au sud pour la notoriété. Toutefois, ne pas choisir cette position si vous êtes de nature angoissée.
- Sud-est face à l'est pour une bonne ambiance.
- Sud-est face au sud, pour une bonne communication, mais déconseillé aux personnes nerveuses.
- Ouest face à l'est aide à mettre les idées en pratique.

Dans un studio

Unique pièce à vivre ! Le résidant d'un studio y concentre toutes ses énergies et toutes ses activités. Il y cuisine, y prend ses repas, il y dort, il s'y détend, il lit, regarde la télévision, reçoit ses amis, etc. Les règles du Feng Shui doivent ici être concentrées mais, comme la surface, surtout bien distribuées…

Les règles

- ❑ Aucun choix d'orientation n'est propice à une pièce à usage unique, vous devez donc créer vos espaces en fonction des recommandations du Feng Shui pour chacun de ses secteurs : sud pour le coin cuisine, est ou ouest pour le coin sommeil, etc. Reportez-vous à chacun des chapitres ci-dessus pour agencer votre studio.
- ❑ Morcelez correctement vos zones.
- ❑ Usez de tous les stratagèmes possibles pour diviser convenablement vos espaces : plantes, paravent, rideau, etc.
- ❑ Si votre pièce est mansardée, usez de toutes les astuces pour contrer l'énergie pesante de cette charpente.
- ❑ Créez une impression d'espace avec des spots puissants que vous dirigerez vers le plafond.
- ❑ Vous pouvez agrandir votre pièce en fixant un pan de miroir. Bien choisir ce qui y sera reflété puisque l'énergie d'une surface réfléchie sera doublée.
- ❑ N'oubliez pas : pas de miroir face à votre lit !
- ❑ Pas de miroir face à votre porte d'entrée.
- ❑ Attention, une grande vitre produit les mêmes effets réfléchissants qu'un miroir.

- ❑ Suspendez de grandes plantes tombantes ou inclinées afin de déplacer l'énergie vers le haut.
- ❑ N'étouffez pas votre pièce par des tentures ou des meubles trop lourds.
- ❑ Aérez énormément votre appartement.
- ❑ Le désordre ralentira le Ch'i et augmentera le risque de stagnation des énergies.
- ❑ N'entassez pas des objets inutiles.
- ❑ Évitez les nids à poussière.
- ❑ Un étudiant en chambre universitaire devra aménager son espace surtout en fonction des secteur nord-est et sud pour favoriser ses études et son avenir, ainsi que du secteur est pour sa santé et pour favoriser son repos.
- ❑ Une jeune fille célibataire engagée dans la vie active préférera s'intéresser au secteur sud-est pour activer, soutenir et protéger sa vie sentimentale.
- ❑ Un jeune couple s'attachera essentiellement à se concentrer sur le secteur sud-est pour augmenter ses gains en vue de déménager, ainsi que sur le nord-ouest qui favorisera le déménagement.
- ❑ Une personne âgée devra favoriser – et particulièrement aménager avec beaucoup de soin – le secteur est pour entretenir une bonne santé et favoriser la longévité.

Dans le jardin

Un jardin pour réjouir nos sens et notre esprit ! A la française, à l'anglaise, à l'orientale, avec ou sans clôture, avec ou sans arbres fruitiers, un coin de pelouse ou un morceau de potager : il reste de toute façon un espace vert qui nous enchante.

Les règles

- ❑ Le jardin idéal est avant tout rectangulaire ou carré, non pentu et non accidenté.
- ❑ Il doit être proportionnel à votre habitation.
- ❑ Aucun container ne doit polluer l'entrée de votre jardin.
- ❑ Ne stationnez pas votre véhicule dans l'allée principale ; il ne doit pas « saturer » l'accès de votre entrée.
- ❑ Ne laissez pas une « flèche empoisonnée » menacer le devant de votre portail d'entrée, ni celle de votre habitation.
- ❑ En débloquant vos énergies, veillez à ne pas incommoder celles de vos voisins.
- ❑ Attention, en orientant des flèches empoisonnées vers l'extérieur, vous détériorerez vos relations de voisinage.
- ❑ Attention au design de votre portail ; celui-ci ne doit pas être agressif.
- ❑ Disposez devant votre habitation un couple de lions ou de tigres protecteurs. Ils vous protégeront des cambrioleurs ou des agressions extérieures.
- ❑ Des chemins sinueux améliorent le bon Ch'i.
- ❑ Préférez un sentier fait de dalles qu'une allée goudronnée.

- ❑ Laissez un espace vierge de plantation devant la porte d'entrée principale de votre maison.
- ❑ Les plantes à épines assurent un effet protecteur mais ne doivent pas être placées trop à proximité de votre porte d'entrée.
- ❑ N'ayez aucun élément aquatique devant votre porte d'entrée, il pourrait engendrer le malheur.
- ❑ Apportez une dimension spirituelle à votre espace vert en lui offrant un carillon chinois, des cristaux, des formes rocheuses, une pièce d'eau.
- ❑ Ajoutez des plantes qui libèrent leurs parfums : lavande, chèvrefeuille.
- ❑ Choisissez des formes et des compositions diversifiées : plantes aériennes, graminées, feuilles lisses et veloutées, troncs lisses et plus bruts ou rugueux.
- ❑ Flattez votre sens de l'ouie avec des plantes bruissant au souffle du vent ou avec une fontaine…
- ❑ Favorisez la venue des oiseaux qui vous enchanteront grâce à leurs gazouillis.
- ❑ Pour vos plantations, jouez des ombres et des lumières.
- ❑ Trop d'ombre créera une énergie triste, yin, froide.
- ❑ Trop d'ensoleillement produira une énergie yang et empêchera la détente et la jouissance de cet espace vert.
- ❑ Taillez vos arbres régulièrement pour produire un bon Ch'i.
- ❑ Débarrassez-vous des feuilles mortes qui génèrent le Sha.
- ❑ Votre compost doit être discrètement entreposé.
- ❑ Débarrassez-vous des pots cassés, des ferrailles.
- ❑ Jouez des formes et des couleurs en analogie avec la grille du Pa Kua.
- ❑ Installez une tonnelle ou un kiosque de jardin, sans forme angulaire, dans les secteurs est ou sud-ouest pour favoriser la détente et la joie de vivre.

- ❑ N'installez pas de piscine sur une hauteur.
- ❑ Une piscine ne doit pas comporter d'angles saillants. Préférez des formes rondes.
- ❑ Le plongeoir ne doit pas viser les marches d'accès au bain.
- ❑ Une véranda est un moyen de profiter de votre espace vert par mauvais temps ; celle-ci doit être proportionnée à votre habitation comme à votre jardin et ses formes ne seront pas angulaires.

Le Feng Shui en voyage

Il nous est impossible d'emmener notre maison lorsque nous voyageons. Nous devons nous contenter d'une chambre d'hôte, d'hôtel... et obtenir une chambre parfaite est quasi irréalisable.

Rien ne vous empêche de glisser dans vos bagages quelques objets utiles à la rectification des énergies existantes. En voici la liste :

- ❑ Des bâtonnets ou des cônes d'encens pour assainir et parfumer l'air, avec leurs supports ; le bois est conseillé parce qu'incassable et léger.
- ❑ N'oubliez pas les allumettes.
- ❑ Quatre cristaux ronds à facettes suspendus à un fil.
- ❑ Des punaises, des épingles.
- ❑ Quatre bougies chauffe-plat dans leur contenant en aluminium.
- ❑ Cinq morceaux de tissus ou mouchoirs associés aux couleurs des éléments.
- ❑ Un mini bouquet de fleurs en tissu.
- ❑ Un gobelet en plastique.

L'idée est de disposer ces objets dans les secteurs à activer, stimuler notamment celui correspondant à la raison de votre voyage : familial, secteur est, professionnel, secteur sud, touristique, nord-ouest, etc.

Régénérez, si besoin, la pièce dans laquelle vous allez séjourner en fonction des règles du Feng Shui, soit en orientant les meubles différemment, soit en les plaçant dans des secteurs appropriés... ou encore, selon votre bon goût ! Accrochez un cristal devant votre fenêtre. Si l'atmosphère de la chambre est trop lourde, suspendez-en un au centre du plafond. Idem pour la salle de bains si elle manque d'aération. Et n'oubliez pas de recouvrir le téléviseur d'une serviette de bain avant de vous endormir…

L'armoire à pharmacie

Avoir toujours à la maison et sous la main, les « outils » de première urgence fait partie aussi des précautions de vie que les règles du Feng Shui nous imposent. En effet, un bobo se guérit mieux et plus vite s'il n'est pas surchargé, embarrassé de stress. Le simple manque d'un remède naturel ou pharmaceutique, en fin de soirée ou en plein week-end, peut prendre des proportions exagérées.

Avec toutes les prudences de rangement et de sécurité nécessaires, il est bon d'avoir, dans son armoire à pharmacie, les produits de première utilité, à savoir :

- ❑ Un antalgique.
- ❑ Un antiseptique, par exemple au *calendula.*
- ❑ Une crème ou de la teinture d'arnica pour les contusions.
- ❑ Des granules homéopathiques d'arnica 6 CH pour les chocs.
- ❑ Une huile essentielle à la lavande pour les maux de tête ou les brûlures.
- ❑ Une huile essentielle d'arbre à thé pour les coups de froid et la grippe. Utilisée en application externe sur compresse, elle est antiseptique et fongicide.
- ❑ Des granules homéopathiques pour prévenir la grippe.
- ❑ Des compresses.
- ❑ Des pansements.
- ❑ Des antidiarrhéiques.
- ❑ De l'orme rouge contre les indigestions et les troubles de l'estomac.
- ❑ *Nux Vomica* 6 CH pour les migraines et nausées.

- ❑ Une pommade contre les piqûres d'insectes ou *Apis* 6 CH.
- ❑ Du gel pour apaiser les brûlures.
- ❑ De la menthe poivrée en infusion pour les indigestions.
- ❑ De la camomille en infusion contre les insomnies.

L'ŒIL FENG SHUI

« Toute souffrance est une incitation à la recherche. »
Nisargadatta

Il n'est pas nécessaire de croire au Feng Shui pour qu'il soit efficace. Néanmoins, si nous n'appliquons pas ses recommandations, il ne se passera rien…

Ses règles sont pragmatiques, débordantes de bon sens. Il n'est pas très difficile de les retenir ! Les appliquer régulièrement, c'est, petit à petit, modifier ses habitudes de vie… et engranger des informations qui deviennent une mémoire.

A travers la loupe

Au premier symptôme de déséquilibre de notre organisme ou de fatigue, à la première souffrance, tristesse, etc., à l'apparition d'un problème de relation humaine ou d'un quelconque tracas intervenant dans notre quotidien, il est favorable de passer en revue notre « installation » et de réorganiser notre agencement en vue d'un rétablissement. A la longue, cet exercice devient inconscient, c'est ce que l'on appelle avoir le réflexe ou « l'œil Feng Shui ».

Avoir l'œil Feng Shui, c'est…

- ❑ Repérer au premier coup d'œil l'objet qui a été déplacé.
- ❑ Localiser l'élément de notre environnement toujours changeant qui a été intercalé.
- ❑ Avoir les bons gestes dans les différents endroits.

- ❑ Spontanément disposer un objet à la place qui lui convient.
- ❑ Saisir les conséquences d'une ombre portée.
- ❑ Entrer chez ses amis et saisir immédiatement ce qu'il convient de faire pour améliorer leur cadre de vie, entre autres…

Conclusion

Attente et accomplissement

« Parmi les choses répandues au hasard, le plus beau : le cosmos.
L'harmonie invisible plus belle que la visible. »
Héraclite d'Ephèse, *philosophe grec*

Lorsque le corps et l'esprit vivent en parfaite harmonie, il existe un équilibre naturel entre eux. Le fait qu'ils aient, l'un pour l'autre, un respect réciproque engendre un état de santé plus que satisfaisant. Déjà, vivre dans une ambiance harmonieuse nous protège des agressions extérieures, puisque le stress est le premier facteur d'indispositions.

L'application du Feng Shui nous tempère, calme nos excès, nous apaise. Il nous aide à surmonter les difficultés de la vie ; toutefois, il est préférable de rester rationnel : le Feng Shui ne règle pas tout. Nous avons parfois à faire face à certaines intempéries venues d'ailleurs ! C'est ce que l'on pourrait appeler « le destin ».

Cet équilibre, que nous cherchons à instaurer en permanence, rencontrera un jour ou l'autre d'inévitables hostilités et parfois, alors que nous croyons nous-mêmes faire tout pour suivre la voie du bonheur, notre inconscient nous met des bâtons dans les roues !

Il y a, par exemple, celui qui croit vouloir grimper au plus haut de l'échelle sociale, qui applique consciencieusement les règles du Feng Shui et qui, « malencontreusement », s'engouffre dans des histoires douteuses ou vouées d'avance à l'échec, qui suit le mauvais chemin…

Il y a encore celle qui cherche l'âme sœur en s'enfermant dans sa tour d'ivoire… ou qui plonge systématiquement dans des histoires « feux de paille » avec des êtres qui n'ont pas résolu leurs problèmes. L'idylle, dans ce cas, s'avère quasi impossible !

Le blocage inconscient qu'ils provoquent ne pourra pas dégager leurs voies s'ils n'en prennent pas conscience. Il leur faudra alors remonter dans leur histoire personnelle. Ici interviendra une thérapie plus complète en accord avec leur nature.

Existe aussi la démesure : le non-équilibre premier ! Vouloir toujours plus. Cette nature boulimique n'est pas en harmonie avec l'art Feng Shui. L'individu qui en souffre va contre nature s'il attend du Feng Shui l'impossible. Le château en Espagne n'est pas inscrit au programme…

Nous avons tous un capital-santé, établi dès notre conception. La génétique peut nous en apprendre individuellement davantage sur le sujet. Il y a le potentiel de vie et la « prédisposition à… » ! Entre les deux, le Feng Shui va balancer. Il est absurde de penser que le Feng Shui, par exemple, pourra empêcher une maladie héréditaire ou une grave maladie ; mais il pourra en adoucir et retarder les effets !

Néanmoins, si vous respectez ses règles d'hygiène et de vie, il peut vous apporter plus que vous ne pouvez l'espérer aujourd'hui !

Table des matières

2856

Imprimé en Allemagne par GGP Media, Pössneck

pour le compte des
Nouvelles Éditions Marabout
D. L. n° 41571 / décembre 2003
ISBN : 2-501-03693-X
40-3369-2 / Éd.03